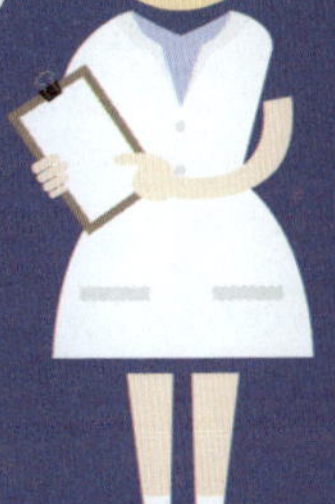

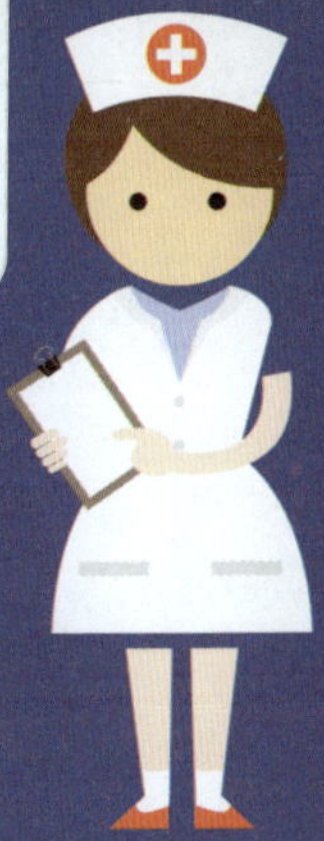

我的私人医生——孕期烦恼巧应对

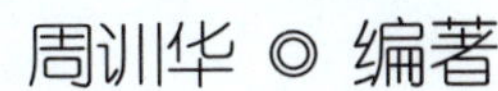

周训华 ◎ 编著

金版文化 ◎ 绘图

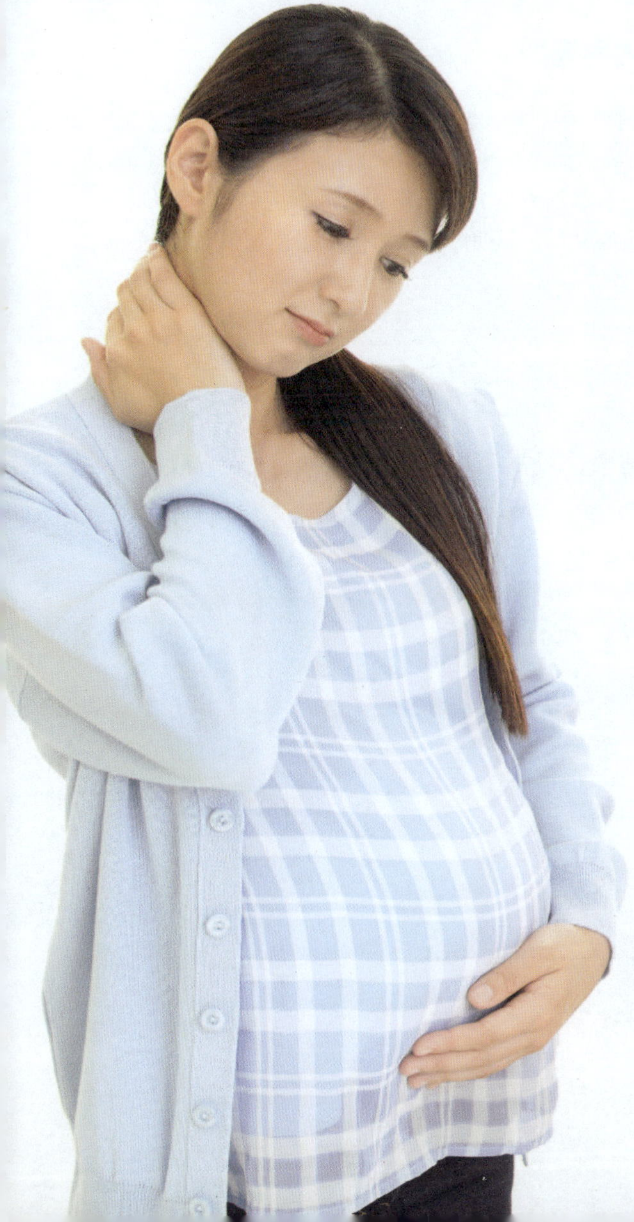

上海科学技术出版社

图书在版编目（CIP）数据

孕期烦恼巧应对 / 周训华编著. -- 上海 : 上海科学技术出版社, 2019.1
（我的私人医生）
ISBN 978-7-5478-4216-4

Ⅰ. ①孕… Ⅱ. ①周… Ⅲ. ①孕妇－妇幼保健－基本知识 Ⅳ. ①R715.3

中国版本图书馆 CIP 数据核字 (2018) 第 231772 号

内容提要

怀胎十月，烦恼多多。在孕期的每个月里，孕妈妈都有可能出现各种不同的不适或症状。如何平安顺利地度过这十个月，科学地解决孕妈妈及其家人的烦恼，便是此书的主要内容。

书中除了孕妈妈要学的孕期知识，还有准爸爸为了更好地照顾孕妈妈而需要了解的内容，通俗易懂的内容就如同准爸妈的“定心丸”，孕期每个月都有针对孕妈妈以及暖心爸爸的贴心、科学的指导，让孕期烦恼一扫光！

我的私人医生——孕期烦恼巧应对

周训华 编著　　金版文化 绘图

上海世纪出版（集团）有限公司
上 海 科 学 技 术 出 版 社　出版、发行
（上海钦州南路 71 号 邮政编码 200235 www.sstp.cn）
上海中华商务联合印刷有限公司印刷
开本 787×1092 1/16 印张 12
字数 200 千字
2019 年 1 月第 1 版 2019 年 1 月第 1 次印刷
ISBN 978-7-5478-4216-4/R·1730
定价：48.00 元

前言 Preface

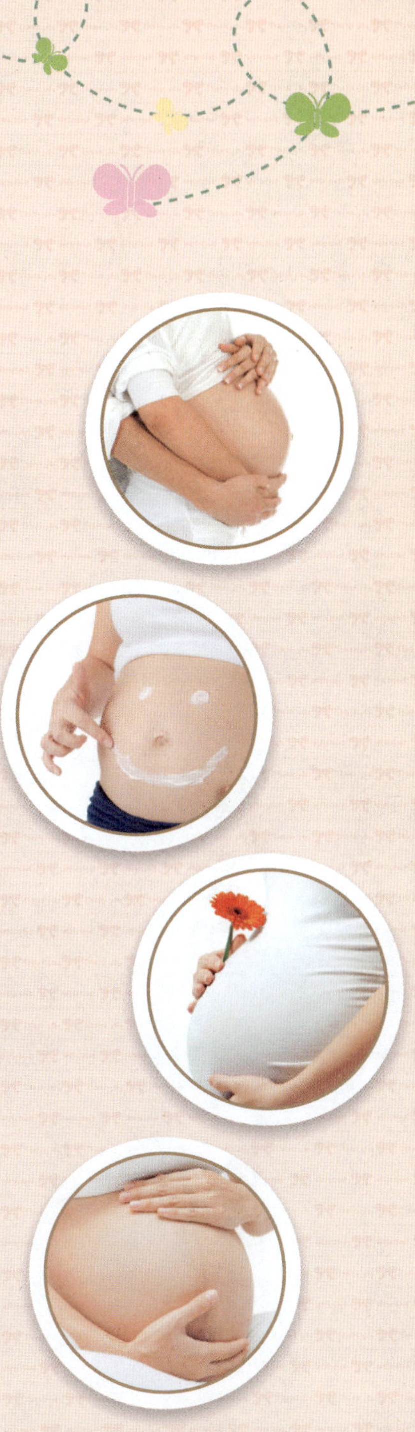

怀孕生产是大自然赋予女人的一项神圣使命。在这个过程中，女人要用自己的身体把一个小生命从无到有地带到这个世界上。这是一段虽然艰辛却充满意义的“旅程”，女人在其中要经历种种生理和心理的变化，新的挑战往往一波接一波地袭来。能够平安顺遂地度过孕期、让怀孕的过程不那么辛苦，就成了每一个准备生育孩子的家庭的共同心愿。

基于此，我们搜集了从孕 1 月到孕 10 月每个月里准妈妈可能会经历的典型症状和不适，提出科学可行的应对措施，并站在医学的角度提出当月需要特别关注的症状和不适，让准妈妈一目了然地掌握怀孕的每个月里可能要面对的事情，做到有备而来，临阵不慌。与此同时，为了让准爸爸参与其中，对准爸爸可以做的事情，也给出了建议，使准爸爸们能够多一点参与感，以便更好地完成从丈夫到父亲的角色转换。除此之外，我们还根据怀孕每个月的营养饮食要点，精心推荐了暖心食谱，让准爸爸能够做准妈妈的贴心厨师。

十月怀胎，一朝分娩。这其中要经历的种种烦恼却不是一句话可以说清楚的，只有逢山开路、遇水搭桥地一步一步走下去，才能到达胜利的彼岸。现在，准妈妈和准爸爸们就来开始这一段充满挑战的光荣之旅吧！

目录 Contents

Chapter 1 孕1月，小生命悄悄到来

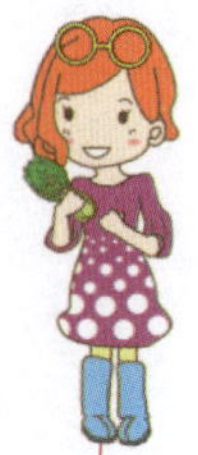

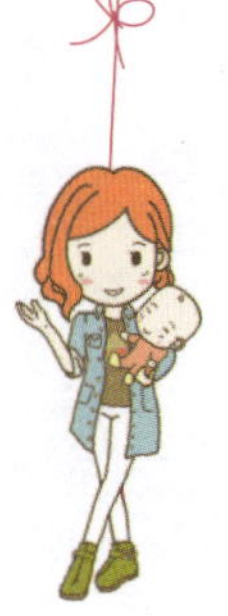

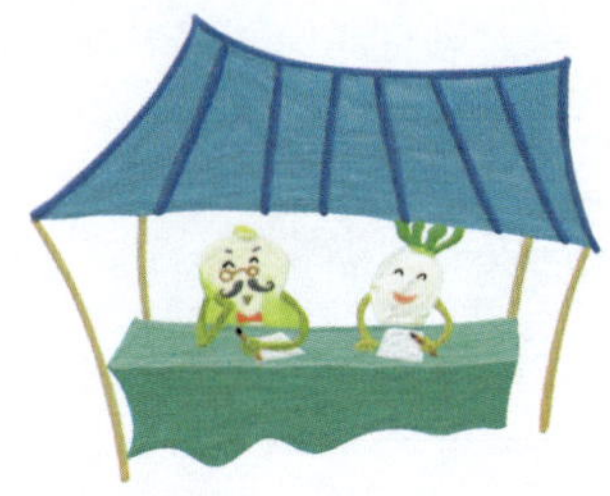

Chapter 2 孕2月，妊娠反应更明显

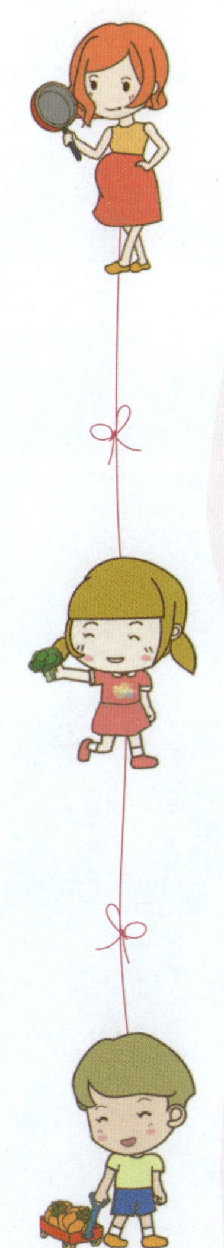

Chapter 3 孕3月，关键期要特别保护

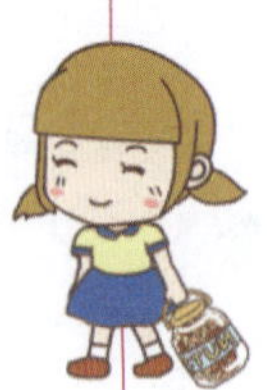

Chapter 4 孕4月，终于拨云见日

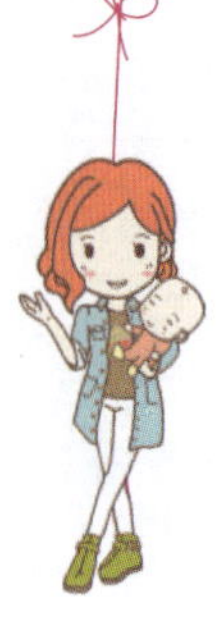

Chapter 5 孕5月，孕相渐渐明显

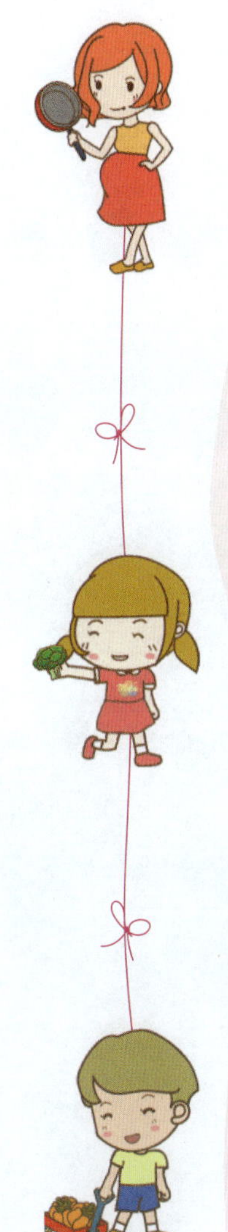

Chapter 6 孕6月，孕味十足的成就感

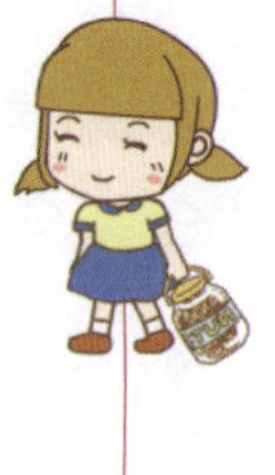

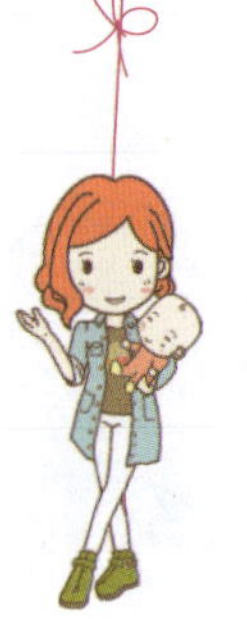

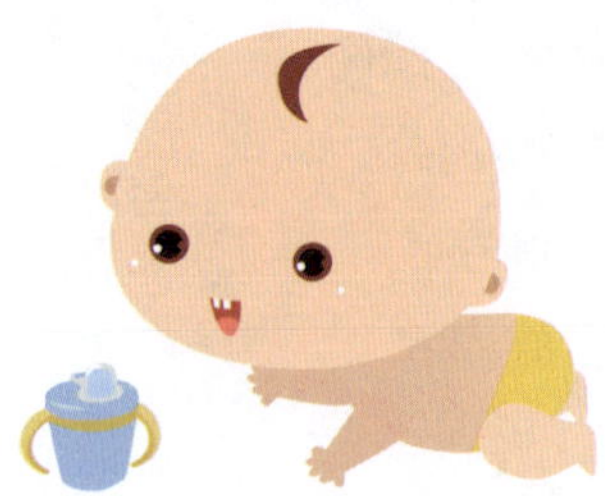

Chapter 7 孕7月，痛并快乐着的日子

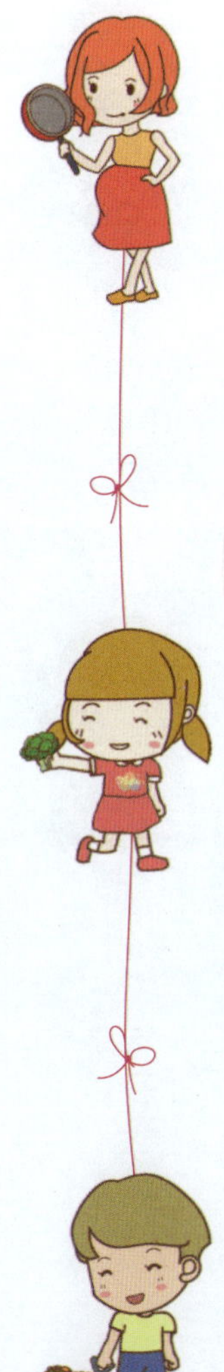

Chapter 8 孕8月，身体越来越笨重

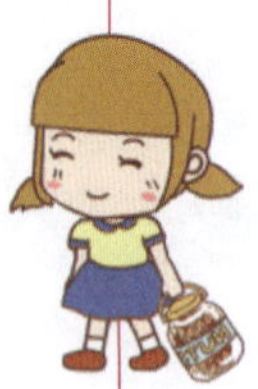

Chapter 9 孕9月，做好分娩准备

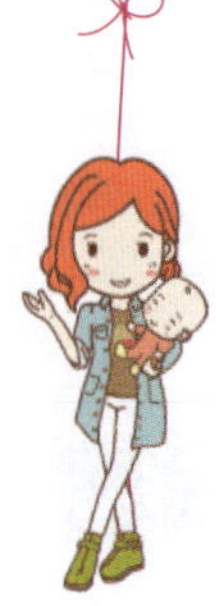

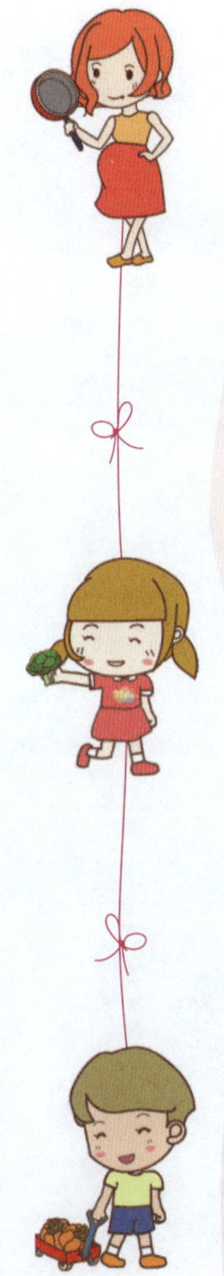

Chapter 10 孕10月，迎接新生命的幸福时刻

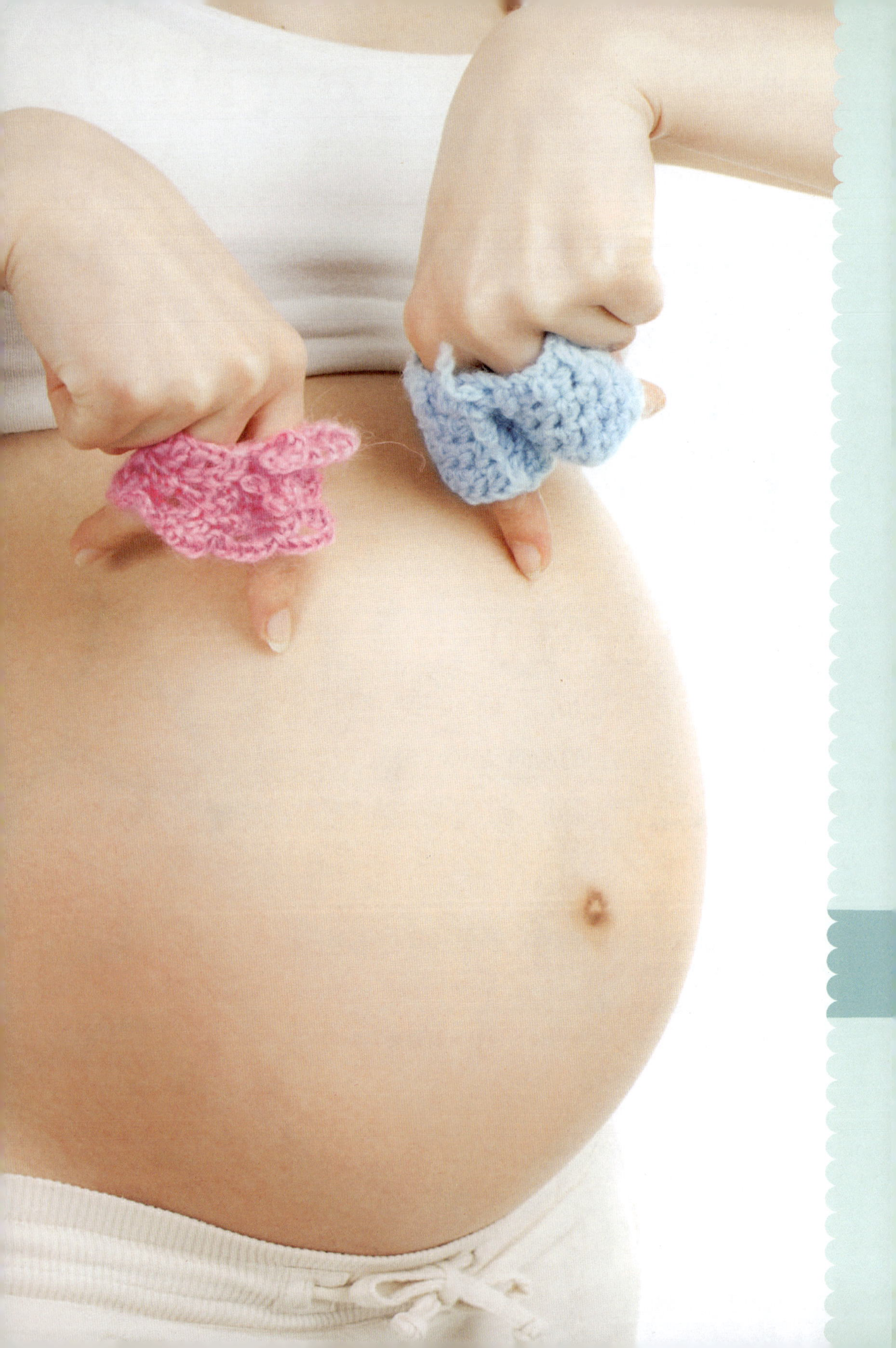

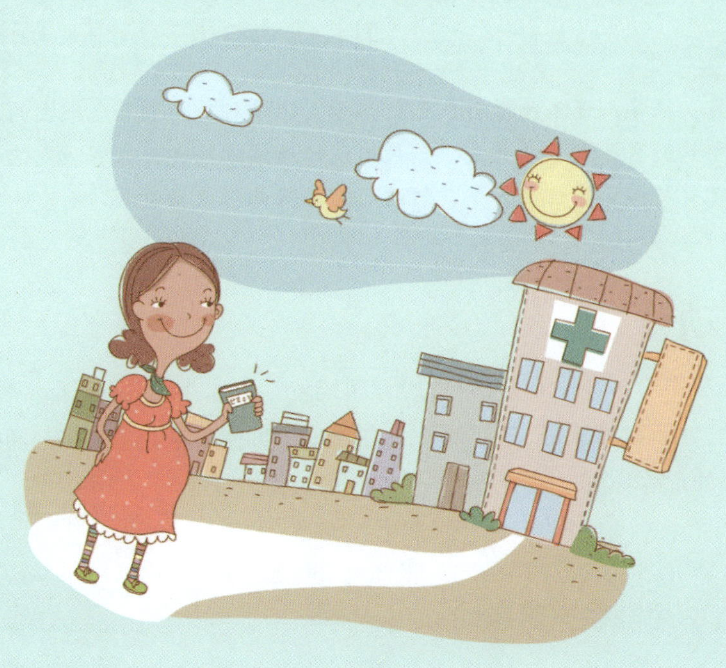

Chapter 1

孕1月，小生命悄悄到来

现在你是准妈妈了！在你面前展开的将是一段令人振奋的生命历程，而它将带给你前所未有的变化和成长。尽管怀孕了，在这个阶段你可能还没有什么感觉，或者只是有些情绪化和稍感疲惫。无论身体反应如何，怀孕之初都需要调适。如果你需要花点时间来消化这个消息，不用担心，这是每个得知自己怀孕的女人都会经历的过程。

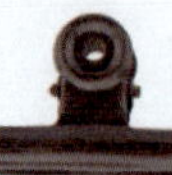

一、孕妈妈可能遇到的烦恼与应对方法

孕1月，很多人还不知道自己已经怀孕，但是种种心理和生理上的反应却会提醒着孕妈妈自己身体的异常。如果出现情绪波动较大、感冒、发热、疲劳等症状，就要留心是否已经怀孕，然后还需正确面对这些症状。

情绪波动变大

受激素水平影响，怀孕之后孕妈妈的情绪可能波动很大，甚至让自己都觉得不知所措，时而兴奋激动，时而疑虑不安，时而紧张，时而自豪。即便出现了这些情绪，也不用慌张，这是怀孕女性的正常现象。

可能会兴奋激动

怀孕对于女性来说是一生中非常重要的事情。它不仅意味着一个新的生命正在孕育，而且代表了夫妻之间角色的转变。第一次当妈妈的人一般都会特别兴奋，因为一个小小的生命正在自己的腹中成长。特别是那些久婚未孕的女性，在得知自己怀孕之后，往往兴奋不已，对腹中的小生命充满期待，不断设想宝宝将来的模样和性格。这种即将为人母的喜悦和兴奋是难以掩饰的。

可能会感到疑惑

在经历过最初的兴奋期之后，有一些孕妈妈可能会对自己怀孕的事实产生怀疑。特别是那些求子心切的准妈妈，她们会查阅很多的资料来检验自己是否具有怀孕的症状。但是在进行比较的时候，一些若有似无的症状会让她们怀疑自己是否真的怀孕。而且在妊娠第一个月，一般的妊娠反应并不一定会表现出来，孕妈妈不会出现恶心、呕吐和头晕等症状，这就让她们更容易对自己怀孕的事实感到疑惑。

可能会紧张不安

怀孕本是一件非常美好的事情，绝大多数的女性都渴望成为母亲，渴望养育自己的孩子。但是，由于现在女性大多数都有自己的工作和事业，有些职场白领女性发现自己怀孕后，一方面不想离开自己喜欢的工作岗位，另一方面又舍不得放弃腹中的孩子，一时陷入两难的选择之中，从而感到紧张不安。这种情况一般发生在年轻的孕妈妈身上。

可能会自豪

怀孕意味着女人即将成为一位母亲，这也是女人的一种使命。孕妇正是因为这种母性的光辉才显得格外的美丽，也正是因为这种母性的力量让孕妇感到格外的骄傲。对于许多女性来说，一生中可能只有一次这样的机会，受到全家人的关心和照顾，憧憬着宝宝出生之后的幸福生活。即使身体越来越笨重，她们还是会自豪地挺着她们的大肚子，向所有人宣告自己即将成为幸福的妈妈。

专家支招

孕育新生命是一件非常辛苦的事情，孕妈妈在兴奋之余，还应该对今后可能面对的困难有一个心理准备。最重要的是要调整好自己不健康的生活和饮食习惯，好好呵护自己的身体，呵护肚子里的孩子。

对自己是否怀孕感到怀疑的女性来说，不用担心自己的状态，因为这是正常的情绪反应，尽量放松自己即可。对于怀孕与否的结果不要太在意。

对于发现自己怀孕后产生矛盾心理的孕妇最好与丈夫商量对策，尽量做个两全其美的选择。如果打算现阶段暂时不要孩子，则要尽快终止妊娠。

对于感到自豪的孕妈妈来说，随时随地洋溢着的自信与骄傲，会让看到她的人由衷地祝福她。保持这样的情绪，孕妈妈更可能孕育出一个健康可爱的宝宝。

孕早期发热

怀孕之后，由于多了胎儿的生命活动，孕妈妈的新陈代谢比正常人快，体温也比正常人高，有时会出现孕期发热的症状。胚胎在早期发育的生理过程中，对温度很敏感。如果准妈妈因感冒等体温上升太多，如从 37℃上升到 39℃以上，就可能导致流产。可是在孕期又不能随便用药，于是预防孕期发热就显得非常重要了。预防孕早期发热主要从以下几个方面着手。

- 合理饮食。孕妇要注意饮食的科学搭配，不要暴饮暴食或挑食、偏食，这样才能保证孕期的营养供给，又不至于产生内热。

- 保持室内空气流通，这样才能防止病毒的滋生，必要时可以对生活用品及餐具进行消毒处理。

- 穿着适度。要注意根据天气变化来增减衣物，避免穿着过多或过少而感染风热或风寒。

- 适当的锻炼。运动有益于健康是针对所有人都通用的原则，对于孕妇也一样。在孕期，准妈妈们可以进行散步等简单的运动或者做妊娠操来增强自己的抵抗力，防止病毒的入侵。值得注意的是，孕妇运动要适度，一旦感到疲劳就要停下来休息。

- 睡觉时注意保暖。特别是夏天的晚上，睡觉时不要直接对着空调或者电扇，这样很有可能着凉。在睡眠状态下，孕妇的抵抗力很弱，很容易因为感冒而发热。

- 预防感染。在春秋两季，孕妇很容易感染流行病毒，要特别注意防护。

- 少去公共场合。孕妇要少去人多拥挤的公共场合，以降低感染病毒的可能性。

当心宫外孕

一般情况下，卵子在输卵管里受精之后，经输卵管迁移到子宫腔，最终在子宫内着床，发育成胎儿。如果受精卵在迁移过程中出现了问题，没能到达子宫，在子宫外停留下来，就是我们常说的“宫外孕”。一旦发生宫外孕，受精卵将无法发育成胎儿，还有可能危及母体健康，造成腹腔出血，严重者有生命危险。宫外孕是妇产科常见的急腹症，发病率约为1%，是孕产妇的主要死亡原因之一。宫外孕可发生在卵巢、腹腔、宫颈、输卵管等部位，其中以输卵管最为常见。

造成宫外孕的原因

1. 慢性输卵管炎：是输卵管妊娠最常见的原因。

2. 盆腔子宫内膜异位症：输卵管粘连、扭曲、不通畅，引起宫外孕。

3. 输卵管发育异常：如输卵管太长、发育不良。

4. 盆腔内肿块压迫输卵管，使受精卵移行异常。

5. 反复人工流产：频繁地做人工流产，会导致子宫内创伤，胚胎不易在子宫内着床，就会转移到别的地方“安家落户”。

6. 服用排卵药物：有些女性因为不能正常受孕而服用促排卵药物，也会引发宫外孕。

7. 吸烟、酗酒：长期喝酒或突然大量喝酒的女性，其输卵管腔容易狭窄，纤毛摆动功能低下，输卵管壁的蠕动性也差，不利于受精卵到子宫着床。

宫外孕的症状

宫外孕的典型症状是停经、阴道流血、腹痛、有下坠感。如果下腹痛加剧，伴有恶心、呕吐、头晕、出汗、面色苍白、肛门下坠或者有便意感，说明可能有内出血，是危险的征兆，应及时就医，不可延误治疗。关于宫外孕的症状，具体如下。

- 当出现停经、月经明显少于以往、阴道不规则出血、腹痛等征象时，就要去看医生，因为宫外孕的症状可能不是很典型。患者要把发病以来的细节详细告诉医生，让医生判断是否为宫外孕。
- 孕妇出现腹痛，特别是下腹疼痛，应警惕宫外孕。
- 宫外孕容易和其他腹痛相混淆，应该注意区分。肠套叠的症状是阵发性剧烈腹痛，大便带血；阑尾炎产生的疼痛是从上腹开始，逐渐移至右下腹，可伴有发热；肠扭转的症状是突然出现腹痛、腹胀；胆石症的症状是右上腹痛，有胆结石史。宫外孕产生的疼痛症状是下腹剧痛，可偏于一侧，伴有失血的征象。

宫外孕是比流产更严重的疾病，随着胎儿长大，输卵管会破裂而引起大出血，不仅胎儿保不住，还会威胁母亲生命，因此应该要做到早期诊断、早期发现、早期治疗。

宫外孕的治疗

宫外孕的治疗分为手术治疗和非手术治疗。

手术治疗

主要是开腹手术和腹腔镜手术，多用于处理危险情况、急救等。

当患者出现休克、大出血等症状的时候需要进行手术抢救，根据患者病情和有无生育要求综合决定要不要切除输卵管。

如果患者的病情比较稳定，胚胎还未发育过大，可以尽量通过微创的腹腔镜手术将胚胎和部分组织取出，再根据手术的具体情况确定切不切除输卵管。

非手术治疗

非手术治疗包括了化疗、中药治疗、期待疗法等，医生和患者在选择治疗方法的时候要根据实际情况考虑。

孕期疲劳

在孕早期，很多孕妇会感到疲劳，这是一种正常的现象。造成孕早期疲劳的原因主要来自以下几个方面。

- 孕妇体内激素的改变。在怀孕期间，孕妇体内的激素分泌会增加，尤其是孕激素。这会让孕妇觉得寝食难安，而孕早期尿频也会影响孕妇的睡眠。
- 早孕反应会让孕妇感觉疲劳。怀孕之后孕妇或多或少都会产生一些焦虑的情绪，在心理作用影响下，也可能使孕妇感觉疲惫不堪。

一般来说，孕期疲劳会在孕中期之后得到缓解，有的孕妇也可能持续到分娩前。

如何缓解孕期疲劳

坚持适度的运动。孕妇可以在晚餐之后，和家人一起在宁静的环境中散散步。每天坚持半小时，可以缓解孕期疲劳。

保持愉快的心情。虽然孕妇在孕早期会感觉疲乏难受，但是，到孕中期后可能适当恢复正常作息。在产生疲劳感的时候，不断想象胎宝宝的可爱来宽慰自己，或者向家人宣泄一下情绪，都能起到缓解的作用。

保证健康合理的饮食习惯。在怀孕之后，要保证每天摄入足够的能量，孕妇每天要摄入足够的能量来满足身体的需要。另外，合理健康的饮食应该包括蔬菜、水果、粗细粮食搭配的主食、脱脂牛奶、蛋、瘦肉、豆类等食物。孕妇也可以将水果和奶制品作为加餐的零食。多喝水，少喝或不喝浓茶、咖啡等饮料。

顺应自身生理反应，孕妇可以提前上床睡觉或者养成午休的习惯，即使只是休息一刻钟，也能起到很好的缓解作用。

如果以上方法都不能缓解孕妇的疲劳，就有必要去医院向医生咨询，是否有其他病理因素引起疲劳。

孕期感冒

怀孕早期，身体发生巨大的变化，加上抵抗力减弱、身体容易疲劳、营养不均、压力增加就更容易感冒了。妊娠期间的感冒，除了吃药要谨慎外，重点应该放在避免感冒的诱因，增强战胜病毒的抵抗力，平时应该注意清淡饮食。

预防感冒的生活细节

勤洗双手

手会经常接触各种用品或物体，难免沾染病毒等。如果不经意中有手接触口鼻，病毒等就可能会侵入上呼吸道，从而引起感冒。

盐水漱口

每天清晨起床洗漱之后，用盐水漱口，再喝半杯白开水，不但可预防感冒，还对牙龈的健康有好处。

热水泡脚

每晚用较热的水泡脚 15 分钟，水要没过脚面，泡后双脚微微发红。如果脚部受凉，会反射性地引起鼻黏膜血管收缩，使人受到感冒病毒的侵扰。

呼吸蒸气

感冒鼻塞时，在杯中倒入沸水，对着热气深呼吸，直到杯中水凉为止，每日数次，可减轻鼻塞症状。

经常搓手

手上有很多经络及穴位，经常搓手可以促进手部的血液循环，增强人体的免疫功能，提高抵御感冒病毒的能力。

按摩鼻沟

两手对搓，掌心热后用手指按摩迎香穴（位于鼻外缘中点）10 余次，可以预防感冒及在感冒后减轻鼻塞症状。

经常开窗

应该让新鲜空气不断进入室内，让室内保持透气、通风。

避开人群

尽量不去或少去人群密集的公共场所。

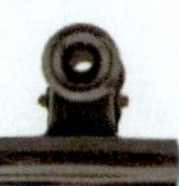

二、私人医生知心话：不知不觉宝宝来了

怀孕第一个月，很多孕妈妈甚至不知道自己已经怀孕了，一个小小的生命就这么悄悄来了。不过，我们还是提倡提前备孕，这样更有利于宝宝的健康。采取正确的方式科学验孕也是每一个育龄女性的必修课。

提前备孕有助于宝宝健康

在怀孕的第一个月，受精卵刚刚着床开始发育，因此大多数女性不会感到有任何异常，也不会察觉到自己已经怀孕。绝大多数女性都是因为自己的月经迟迟未到才发现自己可能怀孕了。

但是，正是因为很多孕妈妈并不知道自己已经怀孕了，才可能在无意中做出一些不利于胚胎发育的行为。因此，备孕是很有必要的，这样可以避免孕妈妈无意识的行为对胚胎造成的伤害。

提倡在怀孕前先做一个周全的计划，给妊娠一个好的开始。这样，不但可以在心理上做好怀孕的准备，还能采取一些措施，以增加受孕的机会，最终拥有一个健康又聪明的宝宝。为了更好地备孕，你可以这样做。

- 受孕前遵医嘱适时停止服用避孕药。
- 提前进行风疹疫苗的预防注射。
- 若准妈妈长期患病，则需向医生咨询安全的用药和治疗方式。避免做X线片、CT检查，不轻易服用不利于孕育的药物。
- 若家中养有宠物，如猫、狗、小鸟等，请提前送人或者长期寄养。
- 保证自己的工作对胎儿没有危害，生活起居环境舒适、安宁。
- 及早开始服用叶酸等微量元素，保证均衡、充足的营养。
- 养成健康规律的生活习惯，保证充足的睡眠，不过于劳累。
- 积极锻炼身体，制订健身计划，使身体、情绪处于最佳状态。
- 准爸爸也要积极提前准备，远离有害物质，戒除不良嗜好，保证精子的质量和数量。

孕妈妈应慎用中药

我们都知道孕妈妈应该谨慎服用西药，那么是不是相对而言，纯天然的中药就比较安全呢？实际上，这是一个认识的误区。不仅西药要慎用，经研究发现，部分中草药会对孕妇和胎儿造成不良的影响。

红花、枳实、蒲黄、麝香等	这些中草药具有兴奋子宫的作用，易导致宫内胎儿缺血缺氧，甚至引起流产、早产
大黄、芒硝、大戟、商陆、巴豆、芫荽、牵牛子、甘遂等	这些中草药可以通过刺激肠道，反射性地引起子宫强烈收缩，从而导致流产、早产
斑蝥、生南星、附子、乌头、一枝蒿、川椒、蜈蚣、朱砂、雄黄等	这些中草药本身就具有一定的毒性，它们所含的各种生物碱及化学成分十分复杂，可直接或间接地影响胎儿的生长发育

许多对孕妇和胎儿有不良反应的中草药常以配方的形式出现在中成药中，孕妇应该禁用或慎用这些药物。孕妇应禁止使用的中成药有牛黄解毒丸、大活络丹、至宝丹、六神丸、小活络丹、跌打丸、舒筋活络丸、苏合香丸、牛黄清心丸、紫雪丹、黑锡丹、开胸顺气水、复方当归注射液、风湿跌打酒、十滴水、小金丹、玉真散、失笑散等。孕妇应慎用的中成药有藿香正气丸、防风通圣丸、上清丸及蛇胆陈皮末等。

孕妇用药不当，不仅对自己有害，还可引起胎儿畸形。据调查，绝大部分孕妇在妊娠期间或多或少都服用过药物，其中有一部分孕妇是未经医生开处方而自行服药的。对于这些非处方用药，医生无法控制，孕妇自己也不知其害，故无法避免不良反应的发生。孕妇患病应及时治疗，勿讳疾忌医。在就诊时应向医生说明自己已经怀孕，请医生权衡利弊，尽量选择安全、无不良反应的药物。

孕妈妈要远离辐射

研究表明，孕早期的妇女如果每周在电脑前工作 20 个小时以上，其流产率有所增加，畸形胎儿的出生率也会提高。因此，建议孕早期妇女还是尽可能远离电脑、电视机、手机等辐射源。不能做到远离辐射源的，则建议穿着特殊防护服装。

虽然家电产品的电磁波对人类健康会造成诸多影响，但人们却不可能完全放弃这些为生活带来极大便利的产品，那么就应该有技巧地规避电磁辐射的伤害。

对策一：保持安全距离

- 研究发现，手机在拨通、接听瞬间产生的电磁波最强，平时尽可能减少使用手机。
- 电脑显示器背面与两侧产生的电磁波都比正面强，不宜过于接近电脑显示器的背面和侧面。孕妇要与电脑显示器背面保持 1 米以上的距离，与电脑屏幕保持 70 厘米以上的距离。
- 孕妇使用吹风机时不要将吹风机贴近头部，最好不要使用电热毯。

对策二：减少使用时间

- 孕妇一周使用电脑的时间不应超过 20 小时。
- 每天用手机通话的时间不宜超过 30 分钟。
- 尽量少看电视，少玩电子游戏。孕妇如果看电视或玩电子游戏时间过长，不仅会受到电磁辐射，还会减少活动量，影响健康。

对策三：不使用电器时要拔掉插头

- 当电器产品接上插头时，即使没有打开电源开关，仍有微量电流通过，也会产生微量的电磁波。若在不使用电器时拔掉插头，则可避免这些不必要的电磁辐射，还可节省 10% 的电量。这些微量的电磁波虽然危害不大，但是对于敏感的孕妇来说，还是慎重避开为妙。

科普知识小讲堂：怎样验孕才科学

当发现月月要来的“好朋友”没按时来，且超过时间在 7 天以上的时候，女性朋友就要怀疑是不是已经怀孕了，这时候可以先去药店购买验孕棒或早孕试纸，用早晨的第一次尿液来测试一下。

验孕棒和早孕试纸的原理是测试尿液中人绒毛膜促性腺激素（HCG）的含量，它是怀孕女性体内分泌的一种激素，存在于尿液及血液中。当 HCG 含量达到一定的诊断标准时，早孕试纸或验孕棒呈阳性结果。阳性结果是指验孕棒或试纸上同时出现两条红色线，且明显清晰，这意味着被测者怀孕了。出现一深一浅两条红线，在测试区 T 内的红线较浅，在对照线 C 内的颜色较深，是呈弱阳性的现象，表示有怀孕的可能。仅对照线 C 处出现一条红色线，在测试区 T 处无红色线，是呈阴性，表明未怀孕。如果未出现红色线，则有可能是使用不正确或验孕棒有质量问题。如果只有测试区 T 有显示，而对照线 C 无显示，则也表示结果无效。

但是值得注意的是，有些因素会影响验孕棒或者试纸的准确性。

时间太早

HCG 在受孕后 10 ～ 14 天开始分泌，60 ～ 70 天达到高峰。因此，受孕 10 天内，即使已经怀孕，HCG 含量也会比较少，可能不足以使早孕试纸显示阳性结果。

试纸过期

购买的试纸如果存放时间超过 1 年、经过冷藏处理，或者受潮，都可能使得试纸失效，出现检验结果呈假阴性的情况。

阳性结果不一定就是怀孕

除了怀孕后滋养细胞可分泌 HCG 外，葡萄胎、绒毛膜癌、支气管癌和肾癌等，也可以分泌 HCG。此外，子宫内膜增生患者也可出现尿 HCG 检测阳性的结果。

综上所述，准妈妈只根据早孕试纸或者验孕棒的结果不能确定是否怀孕，还要去医院做进一步的早孕检测。

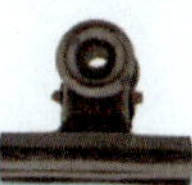

三、暖心爸爸这样做

丈夫是妻子最亲近的人，妻子能否顺利度过孕期，丈夫负非常重要的责任。准爸爸应善于观察妻子细微的身体变化和情绪变化，细心照顾准妈妈的饮食和日常起居，当好妻子孕期保健的助手，尽早发现异常，尽早处理，从而保证孕期安全。

主动分担家务

怀孕第一个月里，尽管妻子的妊娠反应还不明显，但是也要开始注意保养了，否则一个不小心就有可能失去孩子。因此，如果已经确定妻子怀孕或者在备孕期内，丈夫都建议主动承担起大部分的家务活，以减轻妻子的负担，也可以更好地适应准爸爸的角色。特别是那些粗活、重活，要避免让妻子勉强自己的身体，应该由丈夫全力承担。比如提水、搬动重物等事情；打扫卫生等需要弯腰或者下蹲，甚至是跪在地上的事情；清洗浴室等容易滑倒的事情；晾晒衣物等需要踮起脚尖来完成的动作；双手往上或往下的姿势太多，如登高取物等会牵扯到腹部肌肉的动作，这些最好都由丈夫来代劳。

分担家务除了可以减轻孕中妻子的负担，还可以让妻子有更多的时间休息和放松，以便更好地养胎、保胎。

创造良好的居室环境

一个良好的家居环境可以给孕妇带来美好的心理暗示，使她精神愉快，能够更好、更舒适地度过孕期。这时候就需要准爸爸来创造良好的居室环境了。房间应比以往更温馨一些，整个房间应整洁舒适，房间内也可挂一些可爱的娃娃画像，或是妻子喜欢的画。在家中添置一些绿色植物也是不错的选择，能让人精神安宁、心境平和。如果选择鲜花，则要注意选择那些对人体无强烈刺激、温和的花类。当然，具体该怎么做，还要靠丈夫的智慧和跟妻子之间的默契。

家里的温度最好保持在 20 ～ 22℃，太高或太低对准妈妈都不好。湿度则应该保持在 50% 左右。在特别潮湿的季节，要经常开门、开窗换气来消除室内湿气。如果有必要，可以买一个干燥机来去除被褥、衣服的潮气。

居室里如果噪声大会扰乱准妈妈的心绪，使准妈妈听力下降，还可能让肚子里的胚胎受到影响。因此准爸爸有责任保证居室的安静，视听设备如使用，应控制音量和时间。不过，如果家中过于安静也会让准妈妈感到孤独、寂寞，肚子里的胎儿也会失去听觉刺激，同样不利于优生。最好在家里经常播放一些优美的音乐，音量控制在最大值的1/4 ～ 1/3 为宜。

另外，如果准爸爸有抽烟的习惯，那么现在一定要戒掉，至少不能在家里抽烟，以免妻子受到二手烟的伤害，从而影响胎宝宝健康。

缓解妻子的敏感情绪

不少原本开朗、自信、有主见的女性，在怀孕后忽然变得脆弱敏感，不是担心胎儿长不好，就是担心自己得病，常因一点小事对丈夫发脾气，弄得丈夫也不知所措。孕妇的这些情绪反应都是妊娠期间的心理不适引起的，准爸爸们要知道对症下药地帮助准妈妈调适心情。准妈妈的敏感可能来自于以下方面。

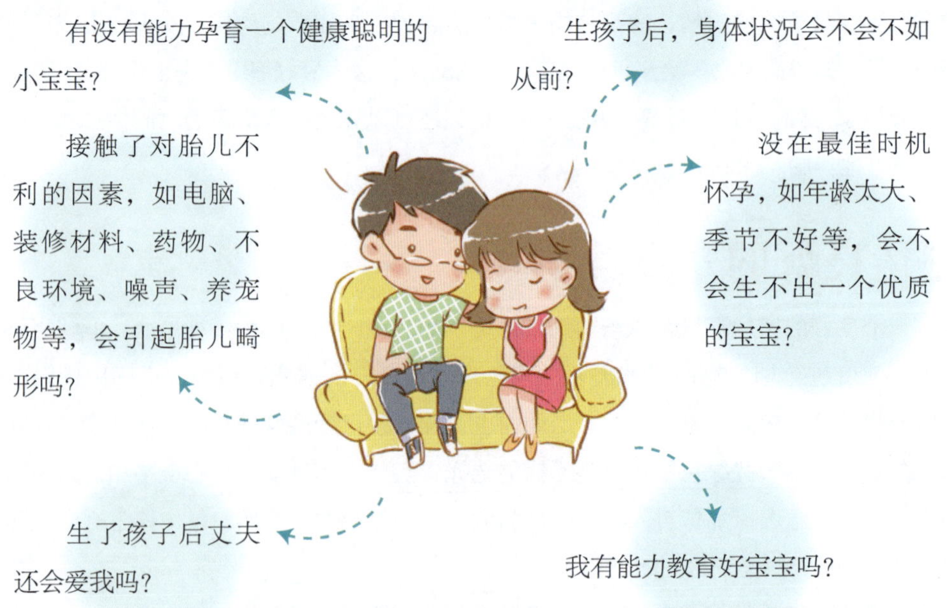

准爸爸这时候可以告诉孕妈妈，不用过多地担心和忧虑，有医生的专业帮助和自己的贴心爱护，彼此之间通力合作，一定能孕育一个聪明健康的宝贝。

做贴心厨师

孕 1 月饮食要点

- 补充维生素。怀孕 1 个月，正处于胎儿脑部和神经迅速发育的时期，孕妈妈要多多补充维生素，如维生素 B_2、维生素 B_6 和叶酸等。
- 补充能量、脂肪酸和蛋白质。怀孕之后，为满足胎儿成长和母体自身新陈代谢的需求，要补充足够的能量；为了保证胎儿脑部发育，还要适当补充脂肪酸；蛋白质也必不可少，是构成机体的重要营养素。
- 保证营养均衡。在怀孕的第一个月还要保证营养的均衡，避免营养不良或营养过剩。
- 合理补水。怀孕早期每天摄入的水量以 1000 ～ 1600 毫升为宜，喝水的方法应该是每隔 2 小时喝 1 次，一天 8 次左右。
- 养成良好的饮食习惯。三餐定时、定点、定量；做到早餐丰富、午餐适中、晚餐少量。

本月所需主要营养素与推荐食材列表

营养素	推荐原因	推荐食材	配图
叶酸	胎宝宝神经管发育的关键时机在怀孕的第 17 ～ 30 天，此时如果叶酸摄入不足，可能引起胎宝宝神经系统发育异常。此时需要的叶酸每日为 400 微克	菠菜、西红柿、橘子、苹果、大麦、黄豆、核桃、腰果、动物肝脏、羊肉等	
蛋白质	这一时期蛋白质的供给不仅要充足还要优质，每天在饮食中应摄取蛋白质 80 ～ 85 克，以保证受精卵的正常发育	奶酪、蛋黄、鱼、豆类、肉、奶、家禽、菠菜、酸奶、芦笋、菜花等	

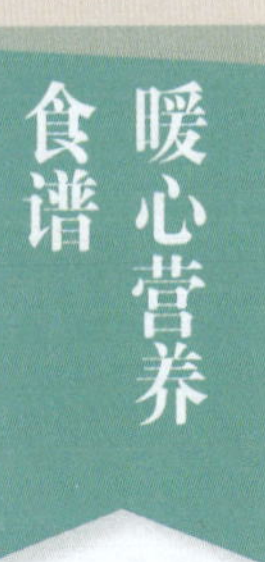

猪肝鸡蛋羹

原料：猪肝 90 克，鸡蛋 2 个，葱花 4 克。

调料：盐 2 克，鸡粉（鸡精）2 克，料酒 10 毫升，芝麻油适量。

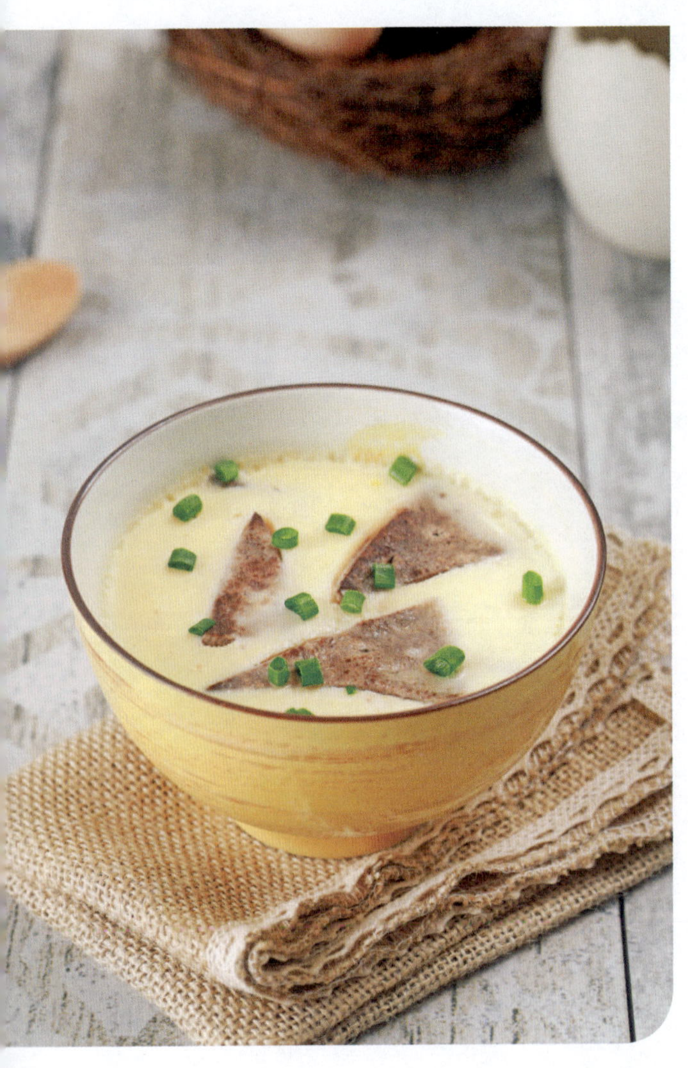

做法：

1. 洗净的猪肝切片，焯约 30 秒至去除血水和脏污，捞出，沥干，待用。
2. 取空碗，倒入适量清水，加入盐、鸡粉、料酒，拌匀，打入鸡蛋，成蛋液。
3. 取干净的盘子，将焯好的猪肝片铺匀，倒入搅匀的蛋液，封上保鲜膜。
4. 取出已烧开热水的电蒸锅，放入食材。
5. 加盖，调好时间旋钮，蒸 10 分钟至熟。
6. 揭盖，取出蒸好的鸡蛋羹，淋入芝麻油，撒上葱花即可。

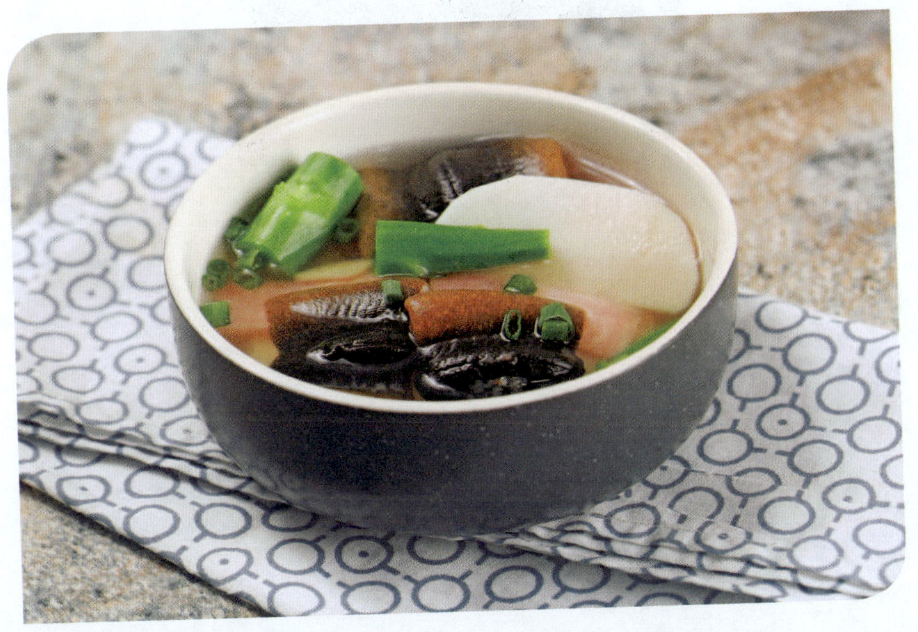

火腿冬笋鳝鱼汤

原料： 鳝鱼肉200克，火腿70克，芥蓝75克，竹笋50克，姜片、葱花各少许。

调料： 盐3克，鸡粉2克，食用油适量。

做法：

1. 洗净去皮的竹笋切成片，火腿切成片，芥蓝切小段，洗好的鳝鱼肉切成小块。
2. 锅中注水烧开，加入少许盐，放入竹笋片，搅动几下；煮沸后倒入切好的鳝鱼肉，搅拌匀，煮约半分钟；捞出氽煮好的食材，沥干，待用。
3. 用油起锅，放入姜片，大火爆香，倒入火腿片，翻炒出香味。
4. 注入适量清水，倒入氽过水的食材；加适量鸡粉、盐，搅匀调味。
5. 盖上盖，烧开后用小火煮约3分钟，至食材熟透。
6. 捞出浮沫，倒入芥蓝，搅拌匀，续煮至熟软，关火盛出，撒上葱花即成。

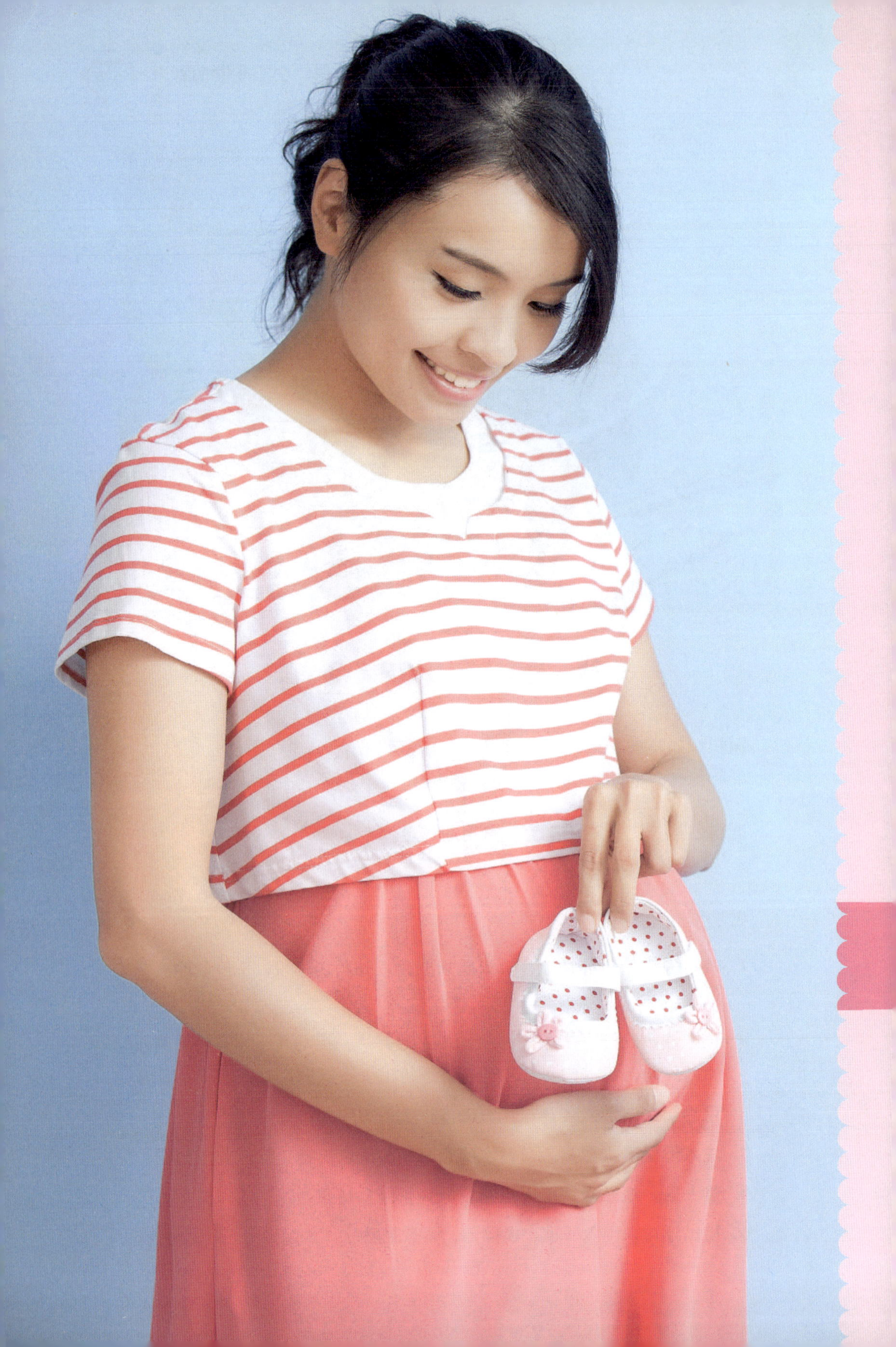

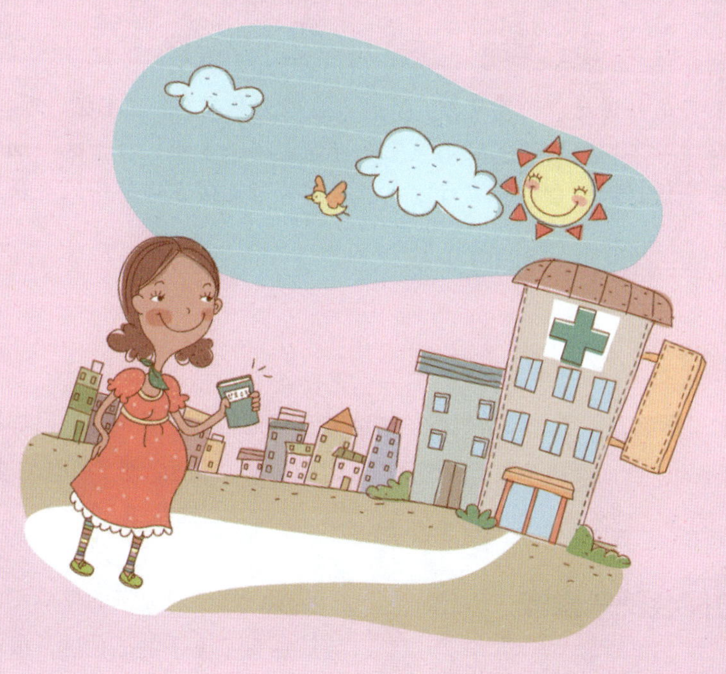

Chapter 2

孕 2 月，妊娠反应更明显

在第 2 个月里，身体里的小生命真正登场了。现在，子宫和胎儿生长所需要的激素正带来情绪和身体上的变化，可能吃的东西刚刚进入胃里你就想吐了，肚子不舒服，恶心的感觉如影随形，尿频也开始发生。但是想想你将在接下来 9 个月的时间里创造一个新生命，不方便和不舒适也就退居其次了。

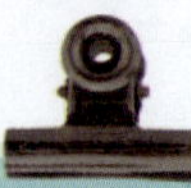

一、孕妈妈可能遇到的烦恼及应对方法

这一个月是妊娠反应的高发期，孕妈妈会遇到尿频、食欲不振、恶心呕吐、胀气放屁和烧心等不同烦恼，因此脾气也可能变得很暴躁。对于这一切变化，孕妈妈要尽量找到适合自己的应对方式，遇到暂时无法立即解除的症状，要想办法接受。

孕妈妈脾气变大

受激素水平影响，怀孕之后孕妈妈的情绪波动可能很大，甚至让自己都觉得不知所措。时而兴奋激动，时而疑虑不安，时而紧张，时而自豪。即便出现了所有这些情绪反应，也不用慌张，因为这是怀孕女性的正常现象。

可能会脾气暴躁

进入孕 2 月，随着早孕反应的出现，许多孕妈妈开始变得焦躁不安，很容易因为一点小事大动肝火。此时，孕妈妈变得易怒和情绪化的原因在三个方面。第一是激素水平的变化，第二是孕妇没有适应自己身体的种种不适，第三是孕妇在心理上还没有做好成为妈妈的准备，很容易出现紧张、担心和不安的情绪。

可能会对丈夫不满

怀孕之后，孕妇的身体发生了很大的变化，从而导致她的心情也会变得复杂。孕妇在不愉快的时候很容易向自己的丈夫发泄不良的情绪，表达心中的不满。因为丈夫不能体会妻子怀孕的种种不适，往往对妻子的反应不能理解，这就加重了妻子的孤独感，很容易造成她对丈夫不满。

专家支招

怀孕期间，孕妇的情绪变化是正常反应。孕妇的家人应该理解孕妇的这种心情和状态，多一点理解和包容，同时要尽量开导孕妇，减轻她的心理负担。而孕妇自己也要明白，经常发脾气对自身和胎儿都是很不利的，要及时调整。为了减少不必要的担心和紧张，可以了解相关的孕期知识，为当一个好妈妈做准备。

初期尿频

孕妇在怀孕之后，会明显感觉小便次数增加了，晚上也经常起夜，几乎每个小时就会出现1次，而小便的时候并没有什么异常的情况。

尿频属于孕早期正常的生理变化。这是由于准妈妈怀孕之后，子宫虽然会有所增大，但还不会升高至腹腔中，只是在盆腔中占据了比较大的空间。这样膀胱就被向上推移，膀胱受到刺激而产生尿频。大部分准妈妈都会出现这一症状，这是正常的，不用担心。那么如何应对早期尿频呢?

合理饮水

有些准妈妈嫌不断去上厕所很麻烦，于是就通过少喝水来减少小便的次数，这其实是不可取的，因为准妈妈要保证每天的饮水量才有利于胎儿的正常发育。准妈妈可以增加白天喝水的量，晚上临睡前的2个小时内不要再喝水，以减少晚上排尿的次数。

放松心态

有些准妈妈的尿频是精神紧张引起的，要通过不断地去厕所来缓解心中的压力。如果尿频只是在白天或者晚上临睡前出现，可能为精神性尿频，最好的解决方法就是放松心态。

多做缩肛运动

在医生的指导下多做缩肛运动，加强骨盆的肌肉力量，以控制排尿。缩肛运动的做法是：像憋大便一样，将肛门往上提，之后放松，接着再往上提，再放松，如此反复进行。一次可以做50次，时间为5～10分钟。行走时、坐着时或躺着时都可以做此项运动。

采取正确的睡姿

睡觉时多采用侧卧的睡姿，避免仰卧，因为侧卧能够减轻子宫对输尿管的压迫，并可防止尿液积存而导致感染。

千万不能憋尿

有些准妈妈会采用憋尿的方法来控制小便的次数，这种方法不可取。因为如果经常憋尿或者憋尿的时间过长，就会影响到膀胱的功能，甚至无法自行排尿，造成尿潴留等严重后果。

食欲不振

孕早期，很多孕妈妈会出现食欲不振的情况。看着食物就觉得难以下咽，原本喜欢吃的东西也不想吃了。这是早孕反应的一种表现，第一次怀孕的准妈妈尤其严重，一般从怀孕 6 周左右开始，3 个月后自行消失。碰到这种情况，就应该从生活的细节方面着手应对和改善。

- 要明白这是一种正常的反应，不用担心，也不用紧张，大多数人都会出现这个状况，要以平和的心态应对。食欲不振只是一种暂时的反应，过一段时间食欲自然会变好，因此没有必要逼自己在不想吃东西的时候勉强进食。

- 孕妈妈也要意识到，自己肚子里是有另外一个生命的，因此，建议在有点胃口的时候能吃就吃一点，哪怕只是一些新鲜的水果和蔬菜，都是好的。

- 怀孕的女性不要因为身体上的变化而感觉到紧张，这是没有必要的。要往美好的未来去想，比如想象看到自己的宝宝健康出生，自然会有食欲了。

- 怀孕的女性，最好能够坚持运动，只有运动了，胎儿才会更健康。因此，适当地选择一些合理的运动，对孕妇自身和胎儿都有益处，这样也能刺激孕妇食欲增加。

- 多餐少食。对于孕妇来讲，不建议一次性吃太多，而是需要分餐来吃，一天可以吃多餐，但每次都少量摄入。这样就不会有吃不下的压力，也不会因为肚子胀或饿而感到难受。

- 多出门走走。呼吸新鲜的空气、欣赏不同的景色、拜访朋友或看一场电影，都可以重新发现生活之美，从而产生食欲。如果想要活动，那就活动吧；如果想要休息，那就好好休息。

- 适量地吃点开胃的食物。如夏季多吃菠萝、萝卜等都能开胃，而与其他蔬菜水果搭配制成果蔬汁也是不错的开胃饮品。

恶心呕吐

恶心、孕吐是早孕反应的主要症状，是由于孕妇体内激素的改变引起的。怀孕时，准妈妈的胃酸分泌会减少，胃肠的平滑肌张力下降，胃肠的蠕动变缓慢，就会使得食物在胃里长时间地停留，导致准妈妈在早上起床后或吃过饭后发生恶心、呕吐的情况。

有的人担心孕吐会影响胎儿的营养吸收，其实这个担心是多余的。怀孕初期，胚胎主要处在细胞分化阶段，生长发育速度很慢，不需要额外增加能量，只要孕妈妈的体重没有减轻太多，出现脱水、电解质不平衡等现象，就不会影响到胎儿的生长。

孕吐一般会在孕 4 ～ 8 周的时候开始，在孕 8 ～ 10 周时达到顶峰，然后在孕 12 周时回落，不过也有部分孕妈妈的孕吐现象会持续更长时间。

除了激素原因外，饮食、精神因素都会引发孕吐。轻度的孕吐反应，一般在怀孕 3 个月左右自然消失；剧烈而持续性的呕吐（表现为全身困倦无力、消瘦、脱水、少尿甚至酸中毒等危重病症），甚至闻到做饭的味道、看到某些食物就呕吐，对母体及胎儿的健康影响很大，应及时请医生治疗。

由于怀孕最初 3 个月，是细胞分化最旺盛、胎儿各种器官形成的关键时期，在此阶段，饮食调养和应对措施十分重要。

如何缓解孕吐

1 早餐一定不能少。孕吐的准妈妈大部分都有晨起恶心的症状，这是由于很长一段时间没有吃东西，导致体内血糖含量降低造成的。因此，准妈妈早晨起床之前应该先吃些含蛋白质、碳水化合物的食物，如温牛奶加苏打饼干，再去洗漱，能缓解症状。此外，清晨不要太急着起床，起床太猛会加重反胃的症状。

2 想吃就吃，干稀搭配。准妈妈的进食方法以少吃多餐为好。每 2 ～ 3 小时进食一次，一天 5 ～ 6 餐，甚至可以想吃就吃。恶心时吃干的，不恶心时喝稀汤。进食后万一呕吐，可做做深呼吸、听听音乐、散散步，以转移注意力，再继续进食。反应较轻时，食量宜增加。

3 水果入菜，增加食欲。呕吐严重时可以尝试用水果入菜，如用柠檬、脐橙、菠萝等材料来烹调食物，以增加食欲；也可以加入少量的醋来增加食物的美味；还可以试试用酸梅汤、橙汁、甘蔗汁等来缓解孕吐带来的不适。

4 避免空腹。身边常备一些面包、花生、饼干等食物，饿了随时吃一点，以免空腹导致的反胃。

5 平时不要吃太咸、油腻或有特殊气味的食物，饮食宜清淡，多喝水，避免脱水。

6 待在空气清新的场所，经常开窗透气，避免去人多、拥挤、空气不流通或有异味的场所。

7 多吃富含维生素 C 的食物，如黄瓜、西红柿等。黄瓜的清新味道有止吐的功效。

8 每天按摩足部冲阳穴、太白穴 1 ～ 3 次，还可按摩食指指甲旁的商阳穴。

9 孕妇要保持良好的情绪，平时多看笑话、轻喜剧，多想开心的事情。

10 必要时可通过服用维生素 B_6 来缓解孕吐，不过服用之前先要向医生咨询是否适合服用。

11 孕妇不要为了压住恶心、呕吐而勉强吃喝，这样会加重对胃的刺激，从而使呕吐更加严重。

胀气放屁

在怀孕早期，由于孕妇体内激素分泌增多，容易导致腹部胀气，从而让孕妇经常放屁，产生很多尴尬，这种情况一般在孕3月以后就会自行消失。但是如果孕妈妈之前就患有胃肠道疾病，胀气的时间会持续到怀孕的4～6月。

孕妇胀气、放屁，必须要引起孕妇及家人的注意，因为胀气会对胎儿产生影响。这时孕妇会变得挑食，不利于胎儿营养的吸收。孕妇感到胃部不适，食欲也会随之下降，这样就无法摄取足量的营养。在孕早期，胎儿急需蛋白质，孕妇因为胀气，吸收能力较差，再加上挑食，容易使胎儿吸收不到足够的营养。不过，因为这种情况持续时间较短，可以在孕中、晚期进行补充，影响不是很大。

改善胀气、放屁的方法

- 少吃多餐。在胀气的时候，胃部本身已经很胀了，如果再吃很多的食物，会加重胃肠道的负担，会加重胀气的症状，因此可以采取少吃多餐的原则。

- 多吃富含纤维素的食物。膳食中的纤维素可促进胃肠道蠕动，孕妇可以适当多吃些蔬菜和谷物来补充纤维素。

- 多喝温开水。如果孕妇的肠道内积蓄太多的粪便，就会使胀气更加严重。因此，必须要有足够的水分增进排便。建议孕妇多喝温开水，不喝冷水、汽水、咖啡、茶等气泡性和刺激性的饮料。

- 多按摩腹部。一般的按摩都是在用餐后的一个小时后进行。孕妇轻轻躺下呈45度半卧姿，按摩力度不宜过大，每天按摩4～6次。按摩时，从右上腹部开始，顺时针方向移动到左上腹部，再按摩左下腹部，切记不能按摩中间子宫所在的位置。

- 多散步。如果家附近没有适合散步的场所，也可以在家中来回走动。散步时，只要慢慢行走就行，速度不宜过快。

烧心

在整个怀孕的过程中，孕妇血液中的孕激素会不断增长，使食管下端的环状括约肌松弛，这样胃液很容易流到食管的末端。胃液中含有的胃酸会刺激食管末端的痛觉感受器，从而引起烧心的感觉或者灼痛感。

与此同时，怀孕后子宫也会慢慢地变大，不断成长的胎儿也会对胃部产生顶压，胃部消化排空的速度就会减慢；胃液在胃部停留的时间就会变长，这样也容易反流到食管末端，引起烧心。

此外，还有很多原因也会导致胃液反流，使孕妇产生烧心感。例如孕妇在睡卧时，增大的子宫会将膈肌抬高；咳嗽、屏气、用力排便时，腹内压升高；过饱时，胃内压增高，这些都可能导致胃液向食道反流，从而加重烧心的感觉。

孕妇在饮食上的不注意也会引起烧心。例如经常吃酸性、肥腻或者辛辣刺激性的食物，会刺激食管黏膜，加重烧心感；经常吃巧克力，喝浓茶、咖啡等，也会降低环状括约肌的张力，导致胃液反流，引起烧心。

预防烧心的方法

- 睡卧时将头和上身抬高 10 ～ 15 度，减少胃液向食道反流。
- 保持大便通畅，勿屏气用力排便。
- 防止呼吸道感染，避免增加腹压。
- 尽量慢食多餐，通过细嚼慢咽、少吃多餐的方式减少胃部的负担。
- 戒除烟酒，不喝浓茶、咖啡等饮料，不吃巧克力等食品。
- 合理饮食，多吃新鲜水果和蔬菜，少吃肥腻、高脂的食物。
- 吃饭后不要马上平躺，至少要有 3 个小时的时间来消化食物。因此晚餐不要太晚，孕妇也不宜吃得过饱。
- 饭前喝杯牛奶或吃点低脂冰淇淋。乳制品可以在胃壁上形成一层保护膜，帮助减轻烧灼感。
- 穿宽松而舒适的衣服，特别是不要让过紧的衣服勒着腰和腹部；当孕妈妈需要弯下身子的时候，最好用屈膝来代替弯腰。

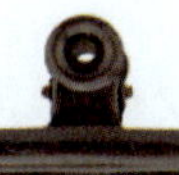

二、私人医生知心话：适应身体的变化

多数孕妇会在孕2月出现早孕反应，即食欲不振、厌食、恶心、呕吐、烧心、胀气，甚至低热等，这是孕妇这一时期特有的正常生理反应，一般会在孕3月左右自行缓解、消失，无需特殊治疗。孕妇要做的就是尽量调整和习惯自己身体的种种变化。

观察和习惯自己身体上的变化

随着孕2月的到来，细心的孕妈妈会发现自己的身体正在经历一系列的变化。

心跳加快

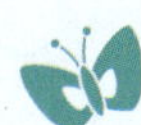

当你的身体正在制造更多的血液为体内的胎儿输送营养时，你可能发现自己的心跳加快了，尤其是在运动的时候。心脏是身体里适应性最强的器官，这就好像宝宝在给心脏发出指令："你需要更加努力地工作，为我加点速！"这属于正常现象，习惯就好。

流口水

在孕2月，孕妈妈们会发现自己的唾液增加了不少，可能唾液的味道也发生了改变，甚至带有某种金属味。导致这种现象的原因还不清楚，但这是无害的。多出来的唾液可以为敏感的食道涂上保护层，防御过多的胃酸，减轻烧心感；另一方面，过多的唾液也会引发恶心。一般到了孕期第3个月末，唾液就会减少，如果你觉得唾液的味道无法忍受，试试含一颗薄荷糖或者柠檬糖，也可以试着用薄荷牙膏刷牙。

口渴

口渴是身体发出的正常信号，表示你的身体和胎宝宝需要更多的水分。如果你不听从身体发出的口渴信号，就可能会脱水，而这会加重恶心和疲倦。你的身体需要更多的液体，因为血容量上升了近40%，需要增加饮水量。多喝水还有助于缓解便秘。消除口渴并不是需要喝多少水的标准，先喝足够的水让你不感到口渴，再多喝几杯确保足量。最重要的是，不要为了少上厕所而少喝水，这对母体和胎宝宝都不好。慢慢啜饮液体比大口灌下去更好。

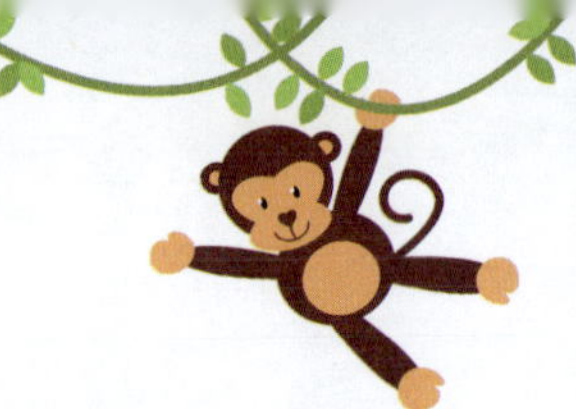

感受和习惯激素水平的影响

如果把孕妇体内的激素比作交响乐队的乐器，当所有乐器和谐演奏时，美妙的音乐（健康）就会出现；当它们走调时，不和谐（不健康）就会出现。而脑部（尤其是下丘脑）就是这个拥有 100 多种激素的“乐队”的总指挥。

胎宝宝每时每刻都在“听”激素演奏的“音乐”，感受其效果，而孕妇本身也是。在孕期，孕酮升高了大约 100 倍，雌激素水平比孕前上升了接近 15 倍，然而激素之间相互平衡，雌激素让孕妇具有高度的警觉性和敏感度，是上升的状态，而孕酮则相反，具有某种镇静的作用，是下降的状态。

这些激素能够对胎宝宝和孕妇产生很多有益的影响：防止子宫未到时间就发生宫缩；促进子宫和胎盘的血管生长；促进宝宝脑组织的发育，促进神经连接，提高流向正在发育中的器官的血流量；促进乳房和乳汁制造组织的生长；为快速生长的细胞提供抗氧化保护；调节胰岛素和其他代谢激素；有助于促进新陈代谢，为母体和胎儿创造更多能量；减缓消化系统的运作；松弛分娩肌肉和韧带。

同时，这也会给孕妇带来不同程度的烦恼：肌肉酸软、困倦嗜睡、健忘、味觉和嗅觉增强、更加敏感、情绪多变，以及渴望某些食物——有的健康，有的不健康。

只要孕妈妈能够随着身体内部激素的旋律，做出如同被美妙的音乐深深打动时的反应，在高潮来临时激情澎湃奋力拼搏，在低回婉转时静思默想积蓄力量，就能够习惯激素造成的影响。

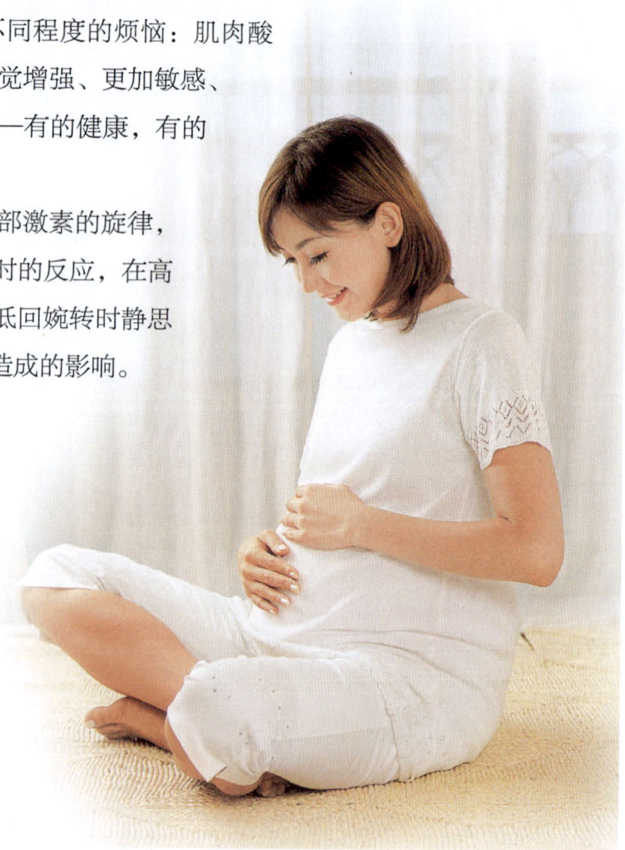

谨防葡萄胎

葡萄胎又称为水疱状胎块，是指妊娠后胎盘绒毛滋养细胞异常增生，终末绒毛变成水疱，水疱间相连成串，形似葡萄而得名。一般，小于20岁或者大于40岁以及营养不良的孕妇出现葡萄胎的可能性比较大。

葡萄胎患者的表现

- 阴道流血。
- 子宫增大。多数患者的子宫大于相应停经月份的子宫。
- 妊娠中毒症状。约半数患者在停经后可能出现严重呕吐，较晚时可能出现高血压、蛋白尿和浮肿。
- 无胎儿可见。B超监测未发现有胎囊、胎心及胎儿；B超扫描显示雪片状影像而无胎儿影像。
- 贫血和感染。反复出血而未及时治疗，必然导致贫血及其相关症状。

目前，对于葡萄胎的形成原因还没有清楚的认识，其治疗方法也比较传统，多是采取清除宫腔内容物、预防性化疗等方式治疗。

葡萄胎患者接受治疗之后的注意事项

- 随访。虽然进行了刮宫治疗，但是葡萄胎患者有10%～20%的恶变可能，因此患者要定期随访。术后每周查人绒毛膜促性腺激素（HCG）1次，直到结果呈阴性为止。以后每月检查1次，半年后每3个月检查1次，1年后每6个月检查1次，共随诊2年。
- 做好避孕措施。手术后1个月内禁止性生活，也不能洗盆浴。要认真做好避孕工作，建议用工具来避孕。至少要2年以后才能再次怀孕，这样才不会混淆再次怀孕与病情的恶变。
- 适当活动。手术后要运动，但不能做重体力活。患者可以根据自己的实际情况进行散步、打太极等运动，并做一些力所能及的家务，并且保证睡眠。

科普知识小讲堂：怎样计算预产期更科学

“什么时候生？”这是孕妇怀孕之后最受瞩目的一个问题。那么怎样计算预产期更科学呢？这里就介绍几种推算预产期的方法。

受孕推算 

如果知道是哪天受孕的，医生就会把这一天之后的第 266 天（第 38 周）作为预产期。

月经推算 

末次月经的第 1 天，加上 280 天（40 周），就会得出预产期的日子。这个计算的正确性依赖于月经周期是否是规律的 28 天，并且假设在月经来潮的第 1 天之后的 14 天排卵。当然，初步的估计得出之后，后期还会根据测量超声波影像中的胎儿腿骨长度以及何时听到胎心进行修正。

简单的预产期计算方法

记录最后一次正常月经的第 1 天（例如 2016 年 1 月 1 日）
加上 1 年 =2017 年 1 月 1 日
减去 3 个月 =2016 年 10 月 1 日
加上 7 天，预产期就是 2016 年 10 月 8 日

超声波推算 

如果正常月经日期不确定，或者月经通常不规律，很多妇产科医生会根据第一次超声波推定一个预产期，孕妈妈应在合适的时期进行胎儿超声检查。

尽管这几种推断方式的结果之间可能存在几天的差异，但是对大多数孕妇来说，这无关紧要。而且，大约只有 5% 的胎儿会在预产期出生，大多数孕妈妈会在预产期之后两周分娩。但是妇产科医生通常需要根据孕妈妈还有多长时间分娩来安排某些检查，因此在孕早期推定相对准确的预产期还是非常重要的。月经推算是常规做法，如果月经推算与超声波推算的日期相差太远，那么超声波推算的日期更准确些。

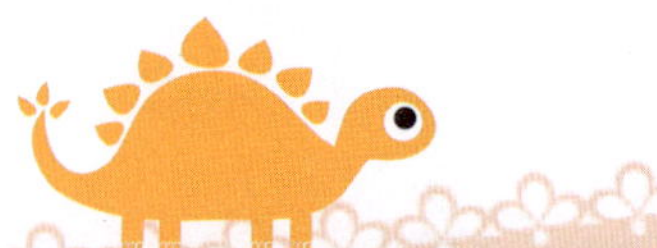

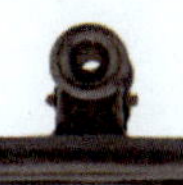

二、暖心爸爸这样做

孕2月，由于早孕反应，准妈妈的不适感更加明显，情绪容易变坏，食欲也大受影响。准爸爸此时应该主动承担起做饭的任务，不要让准妈妈在厨房劳动，以免加重孕吐。准爸爸还要对妻子更加体贴和照顾，帮助其度过这段不适的日子。

联系信赖的医院和医生，开始产前保健

准爸爸从这个月开始就可以联系信赖的医院和医生，为妻子进行产前保健了。通常可以向朋友和专业的医务人员咨询哪家医院和哪位医生比较合适。产科护士是极好的信息来源，她们见过许多本地的产科医生接生。

准爸爸可以提前探访医院，实地考察一下医院的环境是否合适？医生护士的专业程度如何？收费标准怎么样？医生出诊的时间是什么时候？这些都是需要弄清楚的问题。

一旦确定好要去哪家医院找哪位医生，准爸爸就要帮助孕妈妈好好地为第一次产检做个准备。帮她梳理一下要带上的资料、要问医生的问题。把这些问题记录下来，排列优先顺序，确保这份清单涵盖了所有要问的重要问题。

给妻子更多生活上的照顾

妻子这时正处于怀孕以来的重大挑战时期，准爸爸的支持和照顾对于她来说非常重要。除了分担家务之外，准爸爸还可以给予妻子更多贴心的关怀，例如为她准备几个呕吐袋，以备不时之需。还可以为她准备一些她喜欢的零食，最好是选择营养丰富、低糖、低能量和高膳食纤维的食品。坚果是孕妇零食的首选，像开心果、核桃、杏仁、腰果、松子、榛子等。坚果中含有丰富的蛋白质、脂肪、碳水化合物等孕妇需要的营养物质。多吃坚果还有美容、保护心脑血管、延缓衰老等好处。坚果中含有丰富的亚油酸成分，能促进胎宝宝的大脑发育。准爸爸还可以准备一些花生、红枣、瓜子、板栗、芝麻糊、燕麦片等零食，对孕妇都是大有好处的。

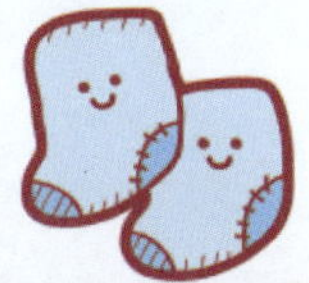

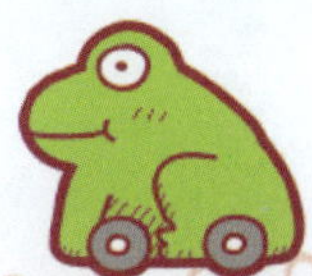

细心关注妻子的变化

为了妻子能够顺利度过孕期，准爸爸的责任非常重大。准爸爸应细心观察妻子怀孕期间的情绪及身体变化，如腹部增大情况、腿脚有无浮肿、休息后浮肿能否缓解、饮食情况、情绪状态等，以便尽早发现异常，及早处理。

例如准爸爸发现了妻子情绪上有些低落或者不稳定，应该要了解这是妻子孕期的一种正常反应。因为她独自承受着怀孕带来的变化和不适，心理上难免会出现落差，希望准爸爸在自己需要帮助的时候，多一点关怀、耐心和爱护。这时候准爸爸可以给她更多的拥抱和支持、鼓励的语言，让孕妈妈明白她的不适自己都能体会，这样孕妈妈才不至于产生孤独感。有了准爸爸的支持，妻子的情绪也会缓和很多。

让妻子开心的方法

在怀孕初期，准爸爸的表现至关重要，不仅要多承担家务，还要照顾好准妈妈的情绪。如果准爸爸不知道如何让妻子开心，不妨试试以下的小窍门。

寻找曾经的浪漫

热恋时的情景是最温馨浪漫的记忆。妻子情绪低落的时候，准爸爸可以将妻子带到曾经求婚的地方或者两人初次相见的地方，让妻子重拾过去的美好，改善妊娠期的不适。

一切以妻子为中心

妻子怀孕之后情绪难免变得敏感。此时准爸爸如果遇到不开心的事，切记要将自己的不快压制住，一切顺着妻子的意思行事。如果没有压制住而发生争吵，切记在 2 分钟之内化解。

别忘了给妻子惊喜

意想不到的惊喜是最让人开心的事。准爸爸在生活中若时时为妻子准备一份小小的惊喜，一定能让妻子开怀。例如为妻子买回她看中多时却舍不得买的一款首饰，这种出乎意料的关怀方式，能让妻子瞬间变得快乐起来。

做贴心厨师

孕2月饮食要点

- 不要勉强吃喝。这个月的孕妈妈在能吃的时候就尽量吃一点，孕吐严重的时候不必勉强自己吃下太多的食物，以免加重恶心和呕吐，对孕妇身体和胎儿的生长更不利。
- 不必从现在就开始进补。有的孕妈妈知道自己怀孕之后，为了让胎宝宝“吃”得更好，马上就开始进补。其实现在胎宝宝还很小，对营养需求也不大，孕妈妈只需要维持正常饮食，保证质量就可以了。
- 不挑食，保证全面营养。这个时期胎宝宝的主要器官开始全面形成，孕妈妈的饮食要能够满足胎宝宝的正常生长发育和自身的营养需求。
- 不宜多吃酸。不少孕妈妈在孕早期嗜好酸味的食物，但一定要注意不宜多吃。母体摄入过量的加工过的酸味食物，会影响胚胎细胞的正常分裂增生，诱发遗传物质突变，容易致畸。可改吃无害的天然酸味食物，如西红柿、樱桃等。

本月所需主要营养素与推荐食材列表

营养素	推荐原因	推荐食材	配图
锌	锌不但参与大多数的新陈代谢，对提高人体的免疫功能、生殖功能也有极其重要的影响。在孕早期，锌可预防胎宝宝畸形、脑积水等疾病，维持小生命的健康发育	鲜鱼、牛肉、羊肉、贝壳类海产品、猪肉、花生、核桃、大白菜、萝卜等	
碘	妊娠早期3个月内是孕妈妈补碘的关键时期。如果孕期缺碘，有可能使宝宝出现呆小症	鱼、海带、紫菜、贝类等海产品、菠菜、大白菜等	
叶酸	本月，叶酸仍是营养重点。叶酸是人体造血原料之一，可促进红细胞生成，孕妈妈需要坚持补充叶酸	香蕉、猕猴桃、莴苣、小白菜、油菜、胡萝卜、猪肝、蘑菇、扁豆	

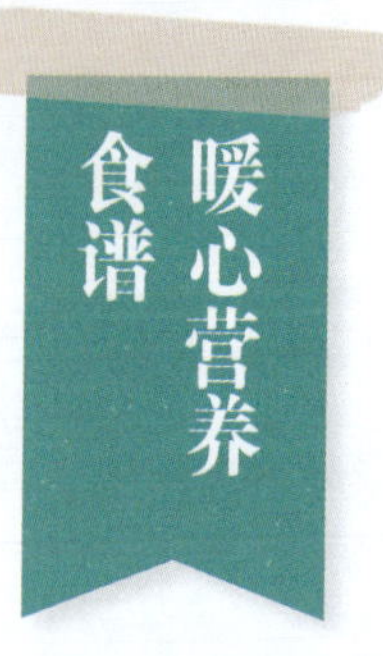

猪大骨海带汤

原料： 猪大骨 1000 克，海带结 120 克，姜片少许。

调料： 盐、鸡粉、白胡椒粉各 2 克。

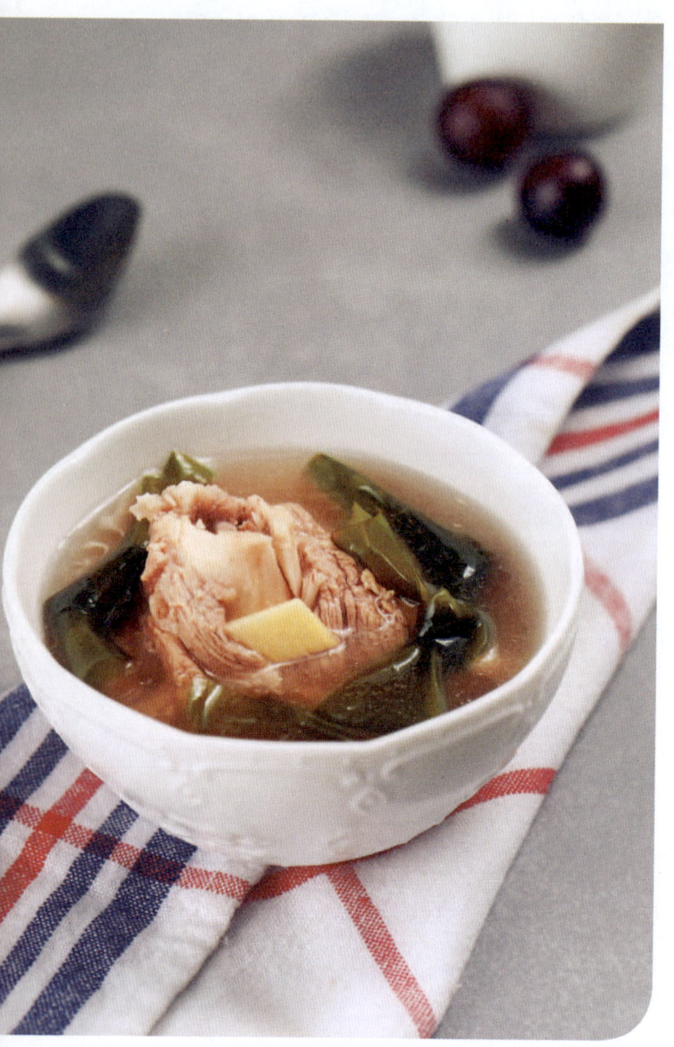

做法：

1. 锅中注入清水，用大火烧开。
2. 倒入猪大骨，搅匀，汆煮去杂质。
3. 将猪大骨捞出，沥干水分，待用。
4. 摆上电火锅，倒入猪大骨。
5. 放入海带结、姜片，注入适量的清水，搅匀。
6. 盖上锅盖，调旋钮至高档，煮沸后，调整至中低档，煮 100 分钟。
7. 掀开锅盖，加入盐、鸡粉、白胡椒粉。
8. 搅拌片刻，煮至食材入味，盛出即可。

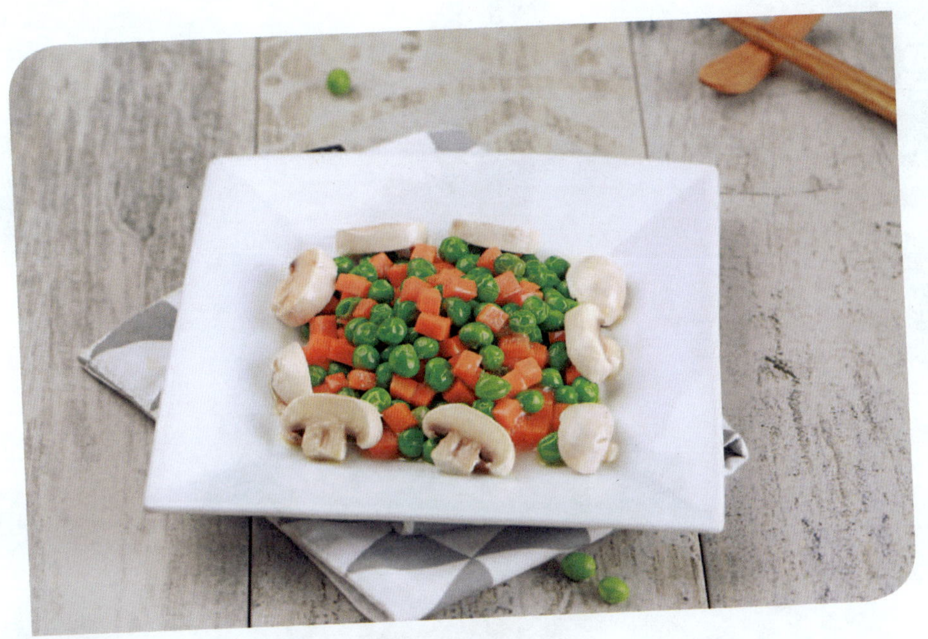

蘑菇炒豌豆

原料： 鲜蘑菇170克，豌豆80克，去皮胡萝卜40克，姜末7克。

调料： 盐3克，生抽3毫升，水淀粉适量，食用油适量。

做法：

1. 胡萝卜切成丁，鲜蘑菇对半撕开，待用。
2. 热锅注水煮沸，放入豌豆，焯水2分钟，捞起，沥干水分，待用。
3. 热锅注水煮沸，放入鲜蘑菇，焯水2分钟，捞起，沥干水分，待用。
4. 热锅注油烧热，放入姜末，炒出香味，再放入胡萝卜丁、豌豆、鲜蘑菇，翻炒均匀。
5. 放入生抽、盐，翻炒均匀，再放入水淀粉，勾芡。
6. 关火，将炒好的食材盛至备好的盘子中即可。

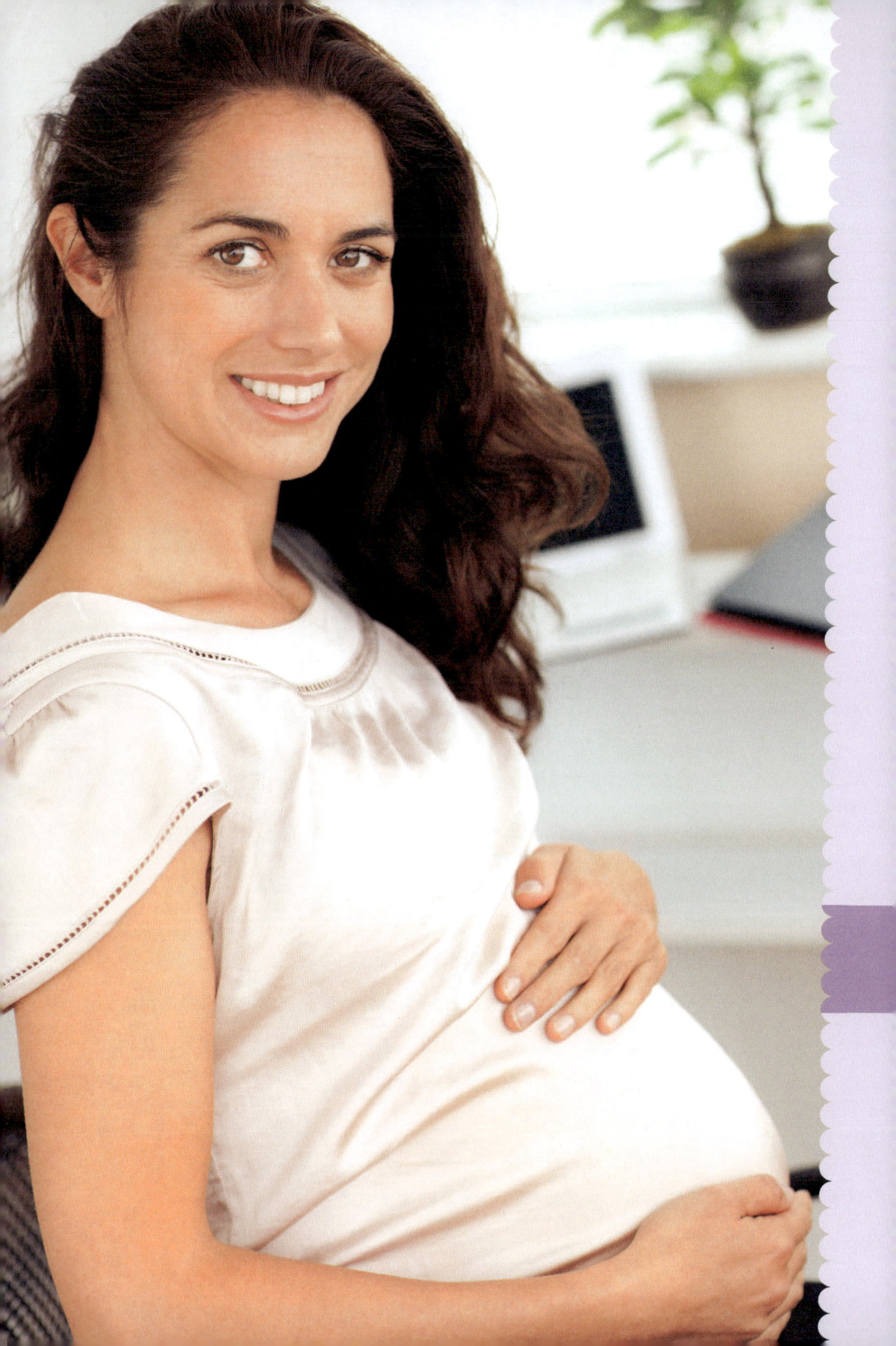

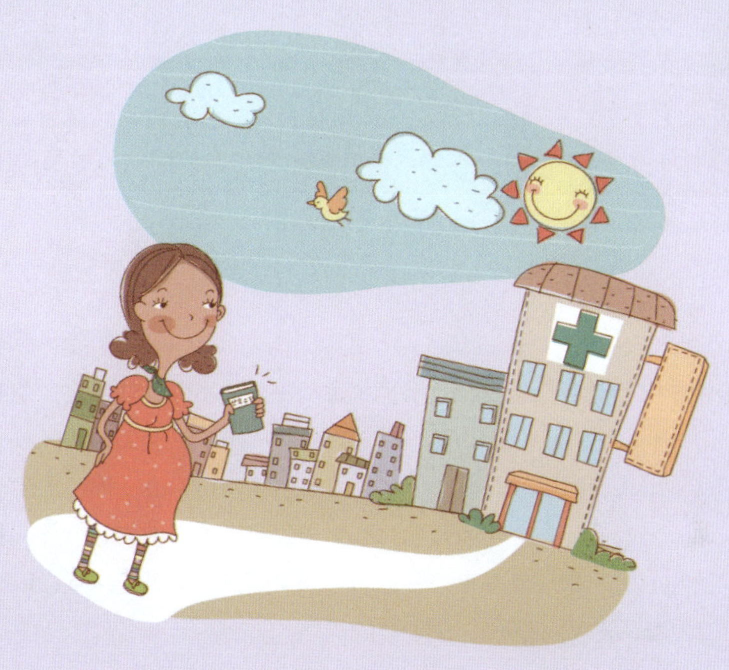

Chapter 3

孕 3 月，关键期要特别保护

这个月是孕早期安胎、养胎的关键时期。你的身形会逐渐开始变化，看起来像个孕妇了；早孕反应还将继续，然而症状在本月后期会渐渐减轻。这一切会让你感到非常难受，但是请务必处处小心，因为这个月仍是流产的高发期。并且，请按时进行产前检查，建立好孕妇保健卡。

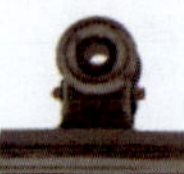

一、孕妈妈可能遇到的烦恼及应对方法

孕3月是孕早期的最后一个月，也是保胎安胎的关键时期。这一时期孕妈妈可能会遇到情绪不良、皮肤以及生殖器官疾病等方面的烦恼与问题，别担心，无论是预防还是应对，这里都能找到答案，助你顺利度过孕早期！

情绪不良

孕早期由于体内的激素变化以及对未来宝宝和生活的不确定性担忧，孕妈妈可能会出现恐惧、忧伤等不良情绪。研究表明，孕妇在孕7～10周内情绪过度不安，可能会导致胎儿口唇畸变，出现腭裂或唇裂。如果孕妇经常情绪不良，会使大脑皮层与内脏之间的平衡关系失调，引起循环系统功能紊乱，甚至导致胎盘早期剥离。另外，长期的消极情绪也会影响胎儿的心理和性格发育，分娩的孩子哭闹无常、不爱睡觉，以至于长大后心态不稳、自控力差，有可能影响孩子的一生。

专家支招

1 学点心理学知识，及时疏导不良情绪、自我调节、合理宣泄。例如可以适当发发脾气，或让自己哭出来，以缓解心理压力。

2 尝试转移不良情绪。孕妈妈产生不良情绪时，可以尝试有意识地做点其他事情，例如和朋友出去逛逛街、喝喝下午茶，在家里看看书等。遇到问题冷静思考，来缓解心里的焦虑与不安。

3 学会接纳自己的不良情绪。无论是抑郁、焦虑、担忧还是恐惧，这些都是人体正常的情绪反应，有其自身的消长规律。孕妈妈要学会接纳这种情绪。

4 积极寻求家人的帮助。在调节不良情绪时，家人的配合和帮助很重要。孕妈妈遇到心理问题时，应主动和家人沟通，家人的耐心倾听会增强孕妈妈的自律和自控能力，从容应对不良情绪的困扰。

痤疮

女性在怀孕期间，常会出现原来的痤疮恶化的情况，甚至有些孕妈妈表示，怀孕后才生痤疮。这不仅会影响孕妈妈自身的外貌美观，心情也会大打折扣。一般来说，孕期痤疮产生的原因主要有以下几种。

- 激素分泌。孕期激素分泌不稳定是痤疮暗生的主要原因，孕妇的皮脂腺受到激素刺激后，脸部比平常更易出油，因而更易长痤疮。

- 皮肤清洁度不够。过多的皮脂淤积在毛囊内，堵塞毛囊的导管，再加上脂肪酸和毛囊内细菌的作用，从而长出了痤疮。

- 睡眠状况不好。孕期准妈妈一旦睡眠不足，或经常熬夜影响睡眠质量，内分泌调节也会受到影响，导致痤疮横生。

- 压力过大。孕妇在生活和工作中的压力会影响自己的情绪，再加上自我情绪控制能力不强，易造成体内激素分泌不稳定，从而使皮脂分泌紊乱，引发痤疮。

- 饮食造成的内火过旺。吃辛辣、刺激的食物容易引起人的胃火旺盛，导致毛孔变粗或滋生细菌，痤疮等问题也会加剧。

了解了痤疮产生的原因，孕妈妈只需要对症采取相应的措施，即可轻松保护好皮肤，做美丽的孕妈妈！

- 保持皮肤清洁。使用适合自己肤质，又适合孕期使用的洗面奶洗脸，早、晚各1次。洗脸时可轻轻按摩患处，以利于毛孔疏通。

- 清淡饮食。孕期应多吃新鲜的蔬菜和水果，多喝水，少吃辛辣、刺激、高油、高能量的食物，特别是孕前就有痤疮的孕妈妈，更要坚持清淡饮食。

- 尽量避免使用化妆品。粉底、遮瑕膏、美白乳液等化妆品或许可以一时遮盖孕妈妈脸上的痤疮，但会加剧毛孔堵塞，而且其中很可能含有不利于胎儿的化学成分。

- 不要用手挤痤疮。很多孕妈妈习惯用手去挤脸上的痤疮，殊不知，这样做会使手上的细菌对皮肤造成二次感染，甚至留下永久性的凹洞与瘢痕。

- 保持愉悦的心情。愉快、轻松的心情是拥有好皮肤的重要保证，心情越焦虑、紧张，越会影响自己的内分泌系统，无形中加剧了痤疮的生长。

妊娠纹、妊娠斑

孕期，由于孕激素和雌激素分泌量增多，加之腹部膨隆使皮肤的弹力纤维与胶原纤维损伤或断裂，孕妈妈的腹部皮肤变薄变细，出现一些宽窄不同、长短不一的粉红色或紫红色的波浪状花纹。分娩后，这些花纹会逐渐消失，留下白色或银白色的有光泽的瘢痕线纹，即妊娠纹。妊娠纹主要出现在腹壁上，也可能出现在大腿内外侧、臀部、胸部、后腰部及手臂等处，初产妇最为明显。

妊娠期激素的影响也会使孕妈妈皮肤表面色素沉着，使得面部生出黑褐色斑块，即妊娠斑，也称黄褐斑，通常对称分布于前额、颞部和颧部。一般来说，孕期所出现的妊娠斑在分娩之后会自行消失，因为胎儿出生后，孕妇体内的内分泌水平会逐渐恢复正常，肌肤慢慢回到孕前的正常状态，因此，假如出现了妊娠斑，孕妈妈不必过分担忧。不过，日常生活中也可以通过以下几个方面来预防妊娠斑和妊娠纹。

注重皮肤卫生

皮肤清洁卫生是预防妊娠斑和妊娠纹的第一步，也是重中之重。从怀孕时起，孕妈妈就一定要做好皮肤的清洁工作，包括乳房、腹部、外阴等部位，及时清理皮肤表面的废物，营造一个干净卫生的外部皮肤环境，能有效减少妊娠斑和妊娠纹的生长。

注意防晒

太阳光中的紫外线照射到人体皮肤上，会加快妊娠斑的形成和发展，为此，孕期应做好皮肤防晒工作。如孕妈妈应避免长时间在阳光下暴晒，白天外出时最好戴上宽檐遮阳帽，穿长袖长裤，也可以选择撑遮阳伞，涂抹适合自己的孕妇防晒霜等。

适当使用保养霜

孕初期，准妈妈即可去母婴专卖店选择适合自己体质的乳液、保养霜等，在身体较易出现妊娠纹的部位，勤加涂抹，以增加皮肤和肌肉的弹性，促进血流顺畅，减少妊娠纹。

饮食保养皮肤

妊娠斑、妊娠纹的形成与孕期饮食的关系十分密切，孕妈妈可以多吃一些富含胶原蛋白、维生素C和维生素E的食物，如猪脚、猪皮、鱼冻、银耳、猕猴桃、西红柿、莴笋、黄豆等，能有效增加皮肤弹性，增强抵抗力。另外，多喝水，保持体内有充足的水分，对维持皮肤健康也很重要。

控制体重的增长

如果孕妈妈的体重增长过快，腹部迅速隆起，腹围增长过多，那么腹部的皮肤就会被过度拉紧，使得皮下纤维断裂，产生妊娠纹。因此，控制体重的增长是预防妊娠纹的重要举措之一。一般来说，整个孕期体重增长应控制在11～14千克，每个月的体重增加不宜超过2千克。

远离甜食和油炸食品

孕期的营养摄入应均衡，远离甜食、高油、高能量的食物，改善皮肤肤质。烹调方法也应注意，尽量避免煎炸，以免引起上火，加重体内的内分泌失衡，进而刺激皮肤。

日常按摩

每天沐浴清洁后，将适量按摩油倒在手心里，慢慢搓热，依次轻柔地按摩肚脐两侧的腹部、大腿、臀部等易出现妊娠纹的部位，按摩油可以根据自己的喜好选择。每天做5～10分钟即可。

小贴士：

孕初期除了去购买专门的皮肤保养霜，孕妈妈也可以在家自制乳液，具体的操作方法是：将两粒美容专用的维生素E胶囊剪开，滴入婴儿润肤油里，盖上盖子摇匀，让两者充分混合即可。

分泌物增多

怀孕后，由于体内雌激素的作用以及孕酮分泌的增加，孕妈妈子宫颈及阴道壁里的水分和血管里的血液比平时多，分泌物也随之增多。这是正常的生理现象，不必过于担心，只需要在日常生活中多加注意即可。

还有一部分孕妈妈是由于妇科炎症如盆腔炎，或是受到外部细菌感染而引起的分泌物增多，孕妈妈应多加重视这种情况，必要时去医院进行检查和治疗。

因此，孕妈妈分泌物增多时，要学会区分自己的情况，并积极应对，以度过舒适平稳的孕早期。在日常生活中，要注意以下几点。

经常清洗外阴

分泌物增多时，更应注意个人卫生，每天都要用温水清洗外阴，保持局部的卫生，一般一天 1 次，假如分泌物特别多，也可以一天 2 次。但是注意不要冲洗阴道内，更不要使用任何洗液，以免破坏正常的菌群而引起感染。另外，孕期为避免交叉感染，在清洗外阴时应使用专门的水盆和毛巾。

尽量少用护垫

护垫的透气性不好，孕期分泌物过多，积聚在护垫上，易滋生细菌等，对维持阴道健康不利。因此，即使不是在孕期，对于护垫，女性也应尽量少用或不用。

勤换洗内裤

内裤应当每天更换，并及时清洗，不要与外衣或袜子同洗，洗完之后最好能用沸水浸泡片刻，然后置于阳光下暴晒，并保持良好的通风，让高温和紫外线对内裤进行杀菌。另外，建议孕妈妈选择棉质宽松的内裤穿着，更舒适、方便。

警惕并发阴道炎

随着分泌物的增多，孕妇可能会并发阴道炎，细菌性、滴虫性或者真菌性的均有可能发生。因此，一旦发现分泌物的颜色、性状异常，就要及时去医院就诊，并采取合理治疗。

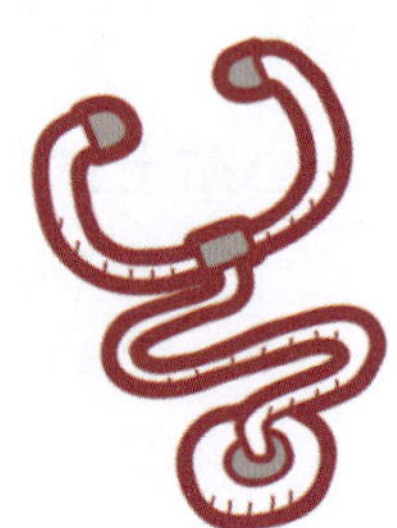

先兆流产

先兆流产指妊娠28周前，出现少量的阴道流血，或阵发性下腹痛或腰痛，盆腔检查宫口未开、胎膜完整、无妊娠物排出，子宫大小与孕周相符。如症状加重，可能发展为难免流产。

孕3月，胎盘与子宫壁的联系不够紧密，胎儿发育尚不稳定，一旦受到外界的干扰和刺激，就会有先兆流产的可能性。对于先兆流产的处理，如果阴道流血停止、腹痛消失、B超检查证实胚胎存活，可继续妊娠；若临床症状加重，B超检查发现胚胎发育不良，血HCG持续不升或下降，表明流产不可避免，应终止妊娠。无论是哪种情况，为了最大限度地降低流产率，准父母要在生活中多方面注意。

均衡营养，补充维生素

孕期摄取均衡的营养，是保证胎儿健康发育的物质基础。在孕早期，尤其应注意保持清淡饮食，少吃辛辣、刺激的食物，远离烟酒，均衡摄取多种有益于胎儿生长发育的营养物质。其中，维生素E有保胎作用，维生素C可有效增强孕妇的免疫力，因此，建议孕妈妈多吃新鲜的蔬果、坚果类食物（如核桃、松子、花生等），补充豆制品等。

节制性生活

孕早期最好不要进行性生活，因为此期胎盘尚在成形，胎儿发育还不稳定，加之孕妇的阴道分泌物增多，如果进行性生活，不但可能引起感染，而且会不可避免地挤压腹部和宫颈，如果孕妈妈达到性高潮，会引起强烈的宫缩，可导致流产。

充分休息，避免劳累

在整个孕期，孕妈妈都要保持充分的休息，尤其是孕早期，应避免过重的体力劳动，例如不要长时间站立，不能搬运重物，不要做举高、伸腰等动作，更不能进行登高、跳远等剧烈运动。

远离有害环境

准妈妈如果受到汞、铅、镉等有害物质的影响，也会造成流产。

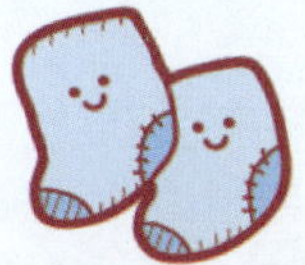

阴道出血

一些孕妈妈在孕早期可能会出现阴道出血的症状，少则会在内裤上出现咖啡色分泌物，多则犹如正常来月经，此时孕妈妈或许会不知所措。其实，阴道出血分为多种情况，对于不同的出血原因，有不同的应对措施。如果准妈妈不能自己判断病因，务必及时就诊。

胚胎种植出血

胚胎在输卵管受精后，会游走到孕妈妈的宫腔内，它就像一颗种子种植在宫腔内膜这片土地上，在寻找最佳种植部位的过程中，可能触及子宫内膜的血管，导致孕妈妈出现少量的阴道流血现象，孕妈妈无需过度担心。

生化妊娠出血

指发生在妊娠5周内的早期流产，血中可以检测到HCG升高，大于25百万国际单位/毫升，或者尿妊娠试验阳性，但超声检查看不到孕囊，提示受精卵着床失败，又被称为“亚临床流产”。

随着阴道流血的增加，血 HCG 逐渐降低，一直降至正常，表现为一次延期的月经或是一次经量较多的月经改变。这种情况一般不超过50天就会自然流产，且不会影响下一次怀孕，准妈妈在医生的指导下适当休息即可。

异位妊娠出血

指受精卵在子宫腔外着床发育的异常妊娠过程，也称宫外孕，以输卵管妊娠最常见。在流产或破裂前无明显症状，或出现停经、腹痛、少量阴道出血。破裂后表现为急性剧烈腹痛，反复发作，阴道出血，以至休克。一旦确诊为宫外孕，一定要及时住院治疗。

流产性出血

阴道出血还伴随着疼痛可能是流产的征兆，一般出血量较少或仅仅为血性白带，历时 4 ～ 5 天甚至长达一周以上。根据流血量和积聚在阴道内时间的不同，颜色可分为鲜红色、粉红色或深褐色，在流血出现后数小时至数天，可伴有轻度下腹坠痛或胀感，此时应去医院做检查和治疗。

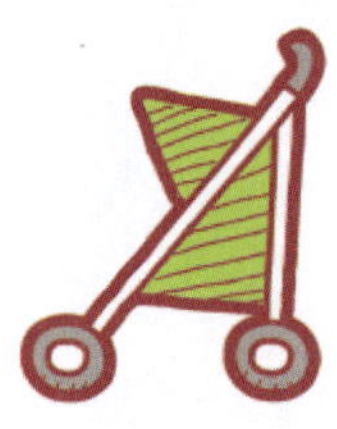

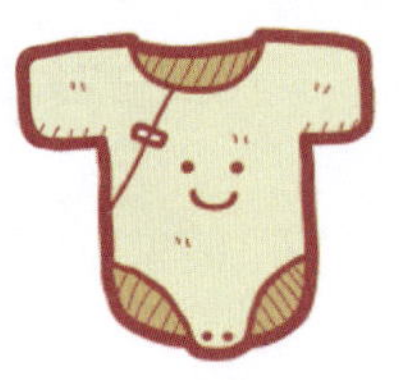

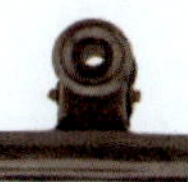

二、私人医生知心话：小心保胎是关键

怀孕了，准爸爸妈妈欣喜地准备迎接小宝宝的到来。然而，在孕早期，胎宝宝极不稳定，容易受到外界影响，因此，小心保胎是关键。在生活中，处处细节都要留心，饮食也应格外讲究一些，到底哪些该做哪些不该做，心中一定要有数。

为什么怀孕前3月需要小心保胎

孕妈妈须知道，怀孕前3个月，虽然自己的体形和孕前几乎无异，但这是胎儿形成的基础时期，也是危险期。在此期间，小小的受精卵细胞不断地分裂、生长，生成各种不同功能的细胞，进而发育出心脏、脑部等主要器官。然而，孕妈妈体内的胎盘还没有分泌出足够维持妊娠的激素，胚胎组织附着在子宫壁上还不够牢固，胎宝宝很容易受到外界的刺激和影响而导致流产。因此，在孕早期一定要注意小心保胎。

保持快乐的情绪很重要

怀孕是一个特殊的生理过程，除了身体上的变化之外，孕妈妈在心理上也会有所变化，尤其是孕早期，妊娠反应较为严重，会引起情绪的波动。而这一时期又是保胎的关键时期，虽然孕妈妈和胎宝宝的神经系统没有直接联系，但有血液物质及内分泌的交流，孕妈妈的情绪变化会引起某些化学物质的变化。因此，孕期的心理保健非常必要，保持好心情是生出健康宝宝的关键之一。

孕妈妈可以吃一些能让人心情变好的食物，如香蕉、全麦面包、豆类食物等，这些食物中的某些营养素能刺激人的兴奋神经，使人心情舒畅。此外，平时在家人的陪伴下散散步，或者找朋友聊聊天、听听音乐、做做孕妇保健操以及其他运动，都能很好地帮助保持快乐的情绪，利于孕早期的保胎。

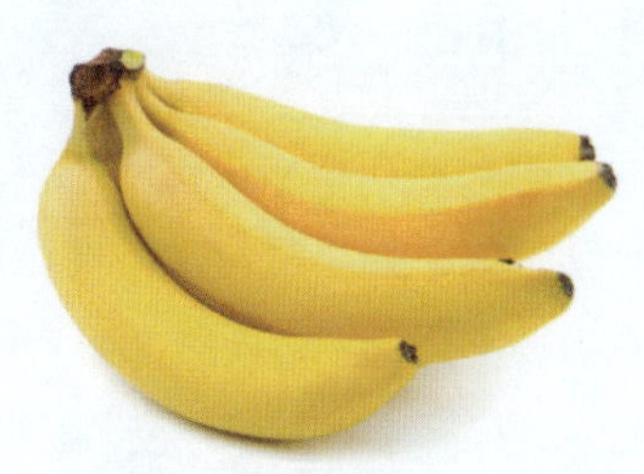

生活细节需留心

安全保胎，在于日常生活中的一点一滴。自从知道自己怀孕的那一刻起，孕妈妈就要开始在生活的各个方面加以小心了，从一开始，就为“小天使”的成长发育保驾护航。

预防辐射

在孕早期，胚胎正处于分化、发育、形成的旺盛时期，对射线极为敏感，因此孕妈妈要格外小心辐射的危害，禁止做 X 线检查、CT 检查，避免长时间坐在电脑面前或者玩手机、看电视等，这些行为虽然不会使胚胎发育畸形，但可能会直接导致胚胎死亡。如果是还在上班的办公室孕妈妈，建议购买正规的防辐射服，每天穿戴，保护好胎儿。

洗澡水温不宜过高

在怀孕的最初几周内，处于发育中的胎儿中枢神经系统特别容易受到高温伤害，妨碍其大脑细胞组织的正常生长，甚至可能造成畸形胎。因此，孕妈妈洗澡水温不宜过高，以 35℃为宜，更不能去蒸桑拿。有调查显示，孕前 2 个月内洗热水浴或蒸桑拿的孕妈妈，所生胎儿的神经管缺陷率（如无脑儿、脊柱裂）大约比未进行热水浴或蒸桑拿的孕妈妈高 3 倍。

避免观看刺激性节目

恐怖电影以及带有大量暴力场面的电视剧，会给准妈妈的心理和精神上带来刺激和压力，间接影响胎儿的宫内发育，因此，准妈妈应避免观看刺激性较强的节目，尽量多看温馨、柔和的画面，这也是一种良性胎教。

不提重物

准妈妈在移动重物时，腹部会受到一定的压力。一般来说，孕期不建议准妈妈独自移动重物，如果是特殊情况一定要移动重物的话，建议孕妈妈量力而行，不要将肚子顶在重物上，也不要使腰部用力过大。

下蹲时注意防护

有时候，孕妈妈难免要采取下蹲的姿势，将放在地上的东西拿起来或者将东西放在

地上。此时要采取正确的姿势，不要采取不弯曲膝盖，只弯腰的姿势和动作；要屈膝落腰，完全蹲下，或单膝跪地，把东西拿起来或放下之后，再伸直双膝缓慢起身。

适量运动

在整个孕期，孕妈妈都要保持适度而合理的运动，诸如登高、跳远等较为激烈的运动要绝对禁止，尤其是孕早期，胚胎在形成过程中，建议根据自己的条件和喜好灵活选择散步、瑜伽、孕妇体操等强度较小，且容易掌握的运动形式。运动之前要做好热身，运动过程中需及时补充水分。

口腔卫生很重要

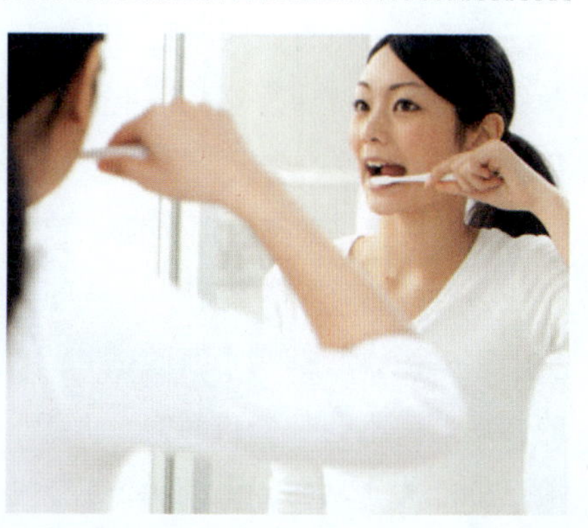

准妈妈如果有口腔疾病，不仅会引发多种并发症，还会影响胎宝宝的发育。而且，在怀孕期间，口腔会因为内分泌及生活饮食习惯的改变而使孕妈妈易患多种口腔疾病。因此，为了自己和宝宝的健康，保持口腔卫生很重要。孕妈妈早晚必须各刷一次牙，餐后及时用漱口水漱口，平时多吃富含维生素 B_2 和维生素 C 的食物，能增强口腔的抵抗力。

不要穿紧身衣物

怀孕后，孕妈妈就该告别紧身衣物了，如腰部紧绷的裙子、牛仔裤等，这些会压迫孕妈妈的腹部，阻碍胎儿的发育和成长。长期穿紧身衣物，还会加重孕期浮肿，建议购买专门的孕妇装穿着。

谨慎选择化妆品

很多爱美的孕妈妈在怀孕后依然会化妆，不过，这一时期的化妆品选择一定要谨慎，要选择不含酒精、激素、重金属、矿物油及化学香精等成分的化妆品。建议孕妈妈避免化妆，如果化妆需做好卸妆等皮肤的清洁工作。

科普知识小讲堂：用药物保胎，怎样才科学

很多孕妈妈在出现流产征兆后，求子心切的心情使她们千方百计地寻求医生为自己保胎。然而，是否真的需要采取药物保胎，需要对流产的原因做具体分析，切不可盲目乱来。一般来说，医生建议使用药物保胎的指征是孕妇出现先兆流产和习惯性流产，也就是说，对因黄体功能缺陷、孕激素不足而造成的可能流产，或者B超图像提示腹中胎儿仍然为活胎的孕妇，方可进行保胎。

保胎药的主要成分是孕激素，常见的保胎药物有地屈孕酮片（达芙通）、维生素E、固肾安胎丸，针剂有黄体酮和HCG（人绒毛膜促性腺激素），具体的使用方法需要咨询医生，切不可自行用药。

中草药中也有一些保胎安胎的药物，是通过调理孕妇的脏腑、气血及冲任诸脉，使孕妇全身机能得到改善，胎儿也就自然得以安养。只要运用恰当，一般对胎儿不会造成损伤。

俗话说，是药三分毒。因此，孕妇不能滥用保胎药。一方面，滥用孕激素药物保胎，可能会导致胎儿发育畸形，这样即便生下孩子，也可能是不健康的；另一方面，保胎药中的某些激素有抑制子宫收缩的作用，会削弱孕妇自然完全流产的能力，从而导致死胎留滞过久，即“过期流产”。

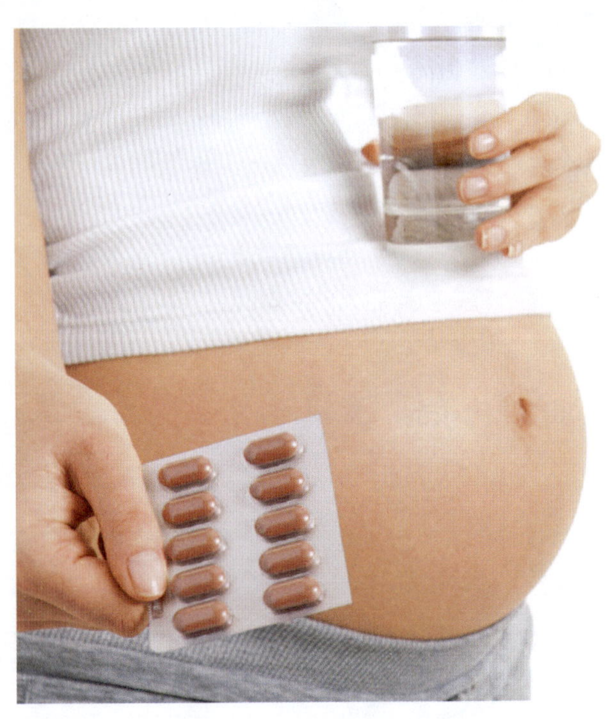

服用保胎药物的时间原则上为两周，若两周后症状没有明显的好转，提示胚胎可能发育异常，需进行B型超声波检查及β-HCG测定，观察胚胎的实际发展状况，并给以相应的处理，必要时应终止妊娠。若症状有所改善，也应时刻观察胎儿的发育情况，酌情增减药物。

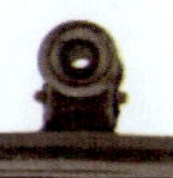

三、暖心爸爸这样做

在怀孕的前3个月，孕妈妈的生活细节、饮食起居处处要留心，保胎、安胎乃是头等大事。这时候，暖心爸爸的作用也尤为重要，无论是陪妻子去医院做产检，还是照顾她和宝宝的饮食与生活，都需要用心去做。

陪妻子去医院做产检、建档

产检是了解胎宝宝发育状况的主要途径，能为顺利生产和胎宝宝健康成长提供有力的保障。妊娠各期产前检查的次数与内容均不同，首次检查应从确认妊娠早期开始。在整个孕期，孕妈妈一共要做9～15次产检，每次都要做的常规检查包括体重、血压、宫高和腹围、血检及胎心和胎动等。在不同的孕周和孕期，分别有不同的侧重点。如无异常情况，孕妈妈需要按照医生约定复诊的时间去检查，不可耽误或疏忽。

近年来，随着国家二胎政策的开放，生育高峰期频频出现，而各个医院，特别是大医院床位有限，有些可能需要提前“占床”，此时准爸爸要充分发挥自己的作用，做个暖心丈夫兼好爸爸，从建档开始。

所谓建档，即在孕6周之后到社区医院办理《母子健康档案》，然后带着相关证件到医院排队挂号，做各项基本检查，医生看完检查结果，各项指标都符合条件之后，就可以在医院建立属于自己的病历，以后的每一项孕检以及之后的分娩，都可以在这个医院进行了。

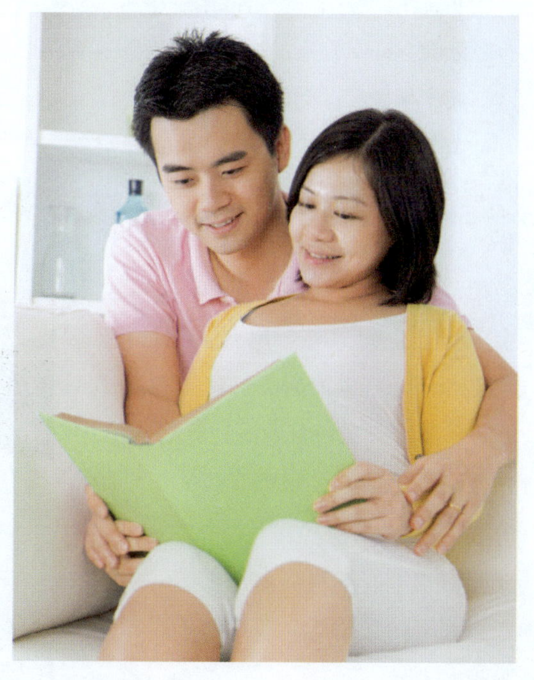

医院为孕妈妈建立个人病历，主要是为了能更全面地了解孕妈妈的身体状况及胎宝宝的发育情况，以便更好地应对孕期发生的状况，并为以后的分娩做好准备。因此，孕妈妈与准爸爸最好提前确定分娩的医院。

共同制订生产计划

在医院成功建档之后，准爸爸还需要和妻子尽早制订一个科学、合理的生产计划，一起迎接宝宝的顺利出生。这个计划要充分考虑到两人的健康状况、年龄、家庭的经济状况、生活环境、工作安排以及孩子的抚养和教育等问题。在此基础上，做好日常生活中的细节安排，夫妻共同努力，给宝贝一个健康的成长环境和幸福的家庭。

与妻子一起做抚摸胎教

胎宝宝长到 3 个月大时，已经开始活动了，本月也是胎儿各器官发育的旺盛时期，胎宝宝会做出踢腿、吃手指等动作，乐此不疲地在妈妈的子宫内进行着。准爸爸可以和孕妈妈一起，做抚摸胎教。

抚摸胎教，顾名思义，就是用手通过腹壁抚摸胎宝宝的头部、臀部和身体的其他部位，形成触觉上的良性刺激，从而促进胎宝宝的感觉神经和大脑发育。

抚摸胎教是和胎宝宝沟通的一种有效方式，一般在做抚摸胎教时，胎宝宝会做出相应的反应。具体的操作方法是：准妈妈仰卧在床上，全身放松，在腹部完全松弛的情况下，用双手从上至下、从左到右来回抚摸胎宝宝。反复 10 次之后，用食指或中指轻轻抚摸胎儿，然后放松。也可以用一个手指轻轻按一下胎儿再抬起，帮助胎宝宝“做体操”。有时候会立即有轻微的胎动以示反应，有时候则要过一阵子，甚至做了几天后才有反应，这都属于孕早期胎动的正常现象。

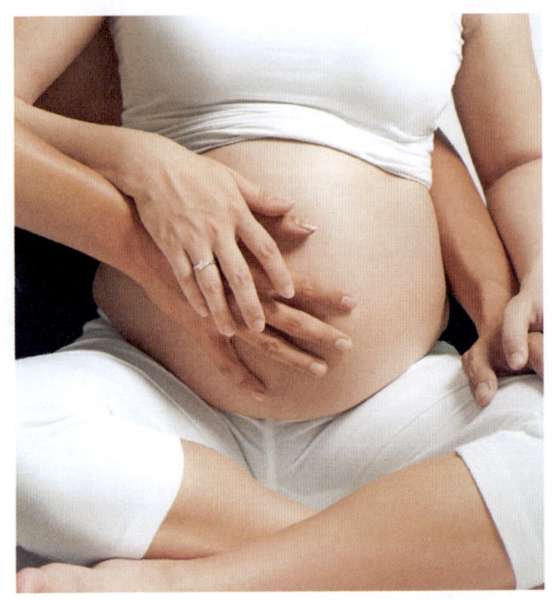

需要注意的是，抚摸胎教最好定时进行，开始时每周 3 次，每次 5～10 分钟，以后逐渐增多。抚摸时动作要轻柔、缓慢，不能过于用力，如果胎宝宝反应过于强烈，如用力挣脱蹬腿，应立即停止抚摸。另外，可以在抚摸时想象胎宝宝在子宫内温暖地成长着，并把这种想象通过语言交流传达给胎宝宝。

为了更好地发挥准爸爸的作用，此期间的抚摸胎教，准爸爸可以和孕妈妈一起做。

做贴心厨师

孕 3 月饮食要点

● 少食多餐。孕 3 月早孕反应仍然存在，逐渐增大的子宫会压迫肠胃，常会出现消化不良、食欲不振等症状，孕妈妈还是应坚持少食多餐，及时补充营养，同时又不给肠胃带来过多的压力。

● 选择易消化的食物。在饮食结构方面，孕妈妈选择食物时，应尽量选择容易消化的、新鲜的食物，使营养更易被吸收，能有效弥补孕吐反应造成的营养流失。

● 多喝水。从孕早期开始，准妈妈就应养成定时喝水的习惯，每天保证充足的水分供应，能维持体内的正常新陈代谢和维持孕早期胎儿的迅速生长。

● 少喝饮料。市面上售卖的饮料要少喝或不喝，特别是含有糖、糖精等食品添加剂的饮料，喝多了对早期胚胎发育不利。孕妈妈可以在家自榨新鲜蔬果汁，美容又健康。

本月所需主要营养素与推荐食材列表

营养素	推荐原因	推荐食材	配图
二十二碳六烯酸（DHA）	本月是胎宝宝脑组织的激增期，DHA 是大脑和视网膜的重要组成部分，补充充足的 DHA 能促进胎儿的脑部发育，使宝宝更聪慧	核桃、芝麻、杏仁、花生、鱼肝油、海参、黄花鱼、金枪鱼、秋刀鱼、鸡蛋等	
脂肪	这一时期脂肪的供给主要是为了维持胎儿迅速生长发育所需的能量供应，脂肪也是胎儿脑组织发育的重要营养素之一，但要注意一次不要吃太多	猪肉、牛肉、蛋黄、花生、大豆油、花生油、橄榄油、葵花籽等	

暖心营养食谱

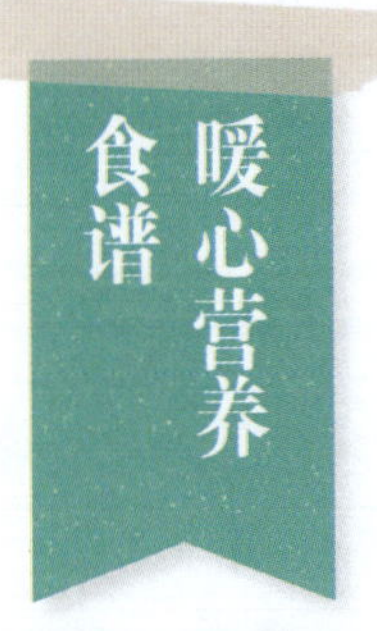

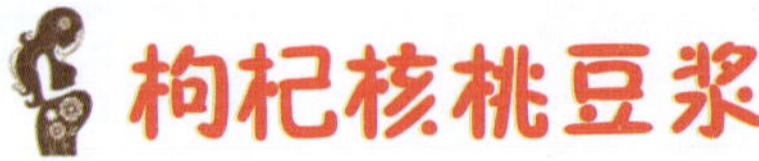

枸杞核桃豆浆

原料：水发黄豆 50 克，核桃仁、枸杞各 5 克。

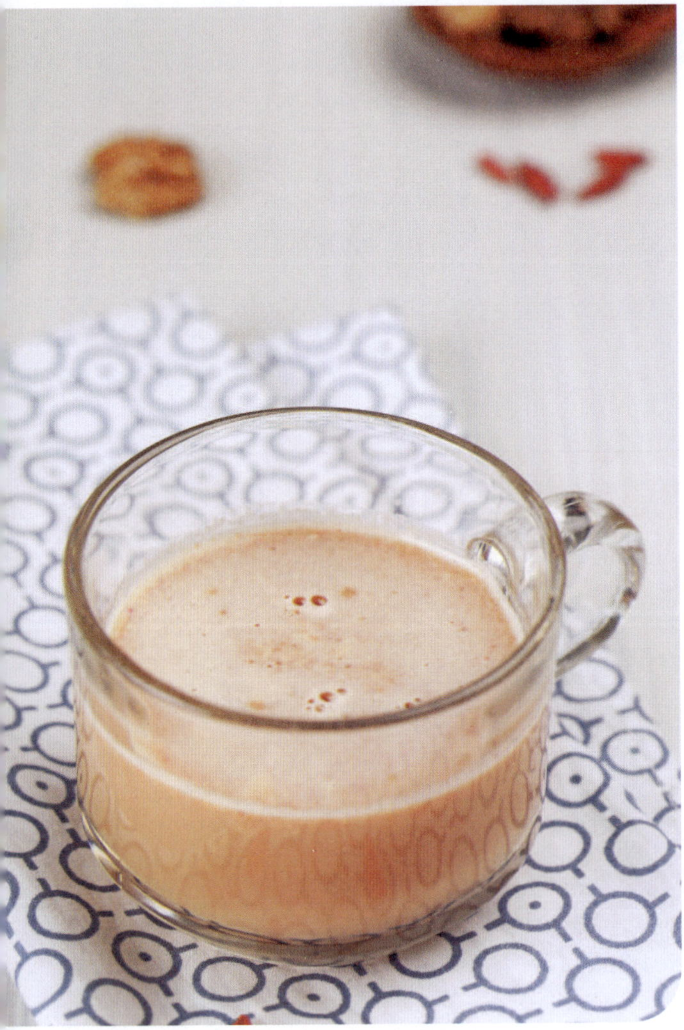

做法：

1. 将已浸泡 8 小时的黄豆倒入碗中，注入清水，搓洗干净。
2. 把洗好的黄豆倒入滤网中，沥干水分。
3. 将备好的枸杞、核桃仁、黄豆倒入豆浆机中。
4. 豆浆机中注入适量清水，至水位线即可。
5. 盖上豆浆机机头，选择“五谷”程序，再选择“开始”键，开始打浆。
6. 待豆浆机运转约 15 分钟，即成豆浆。
7. 断电，取下机头，滤取豆浆，倒入杯中即可。

扫一扫・轻松学

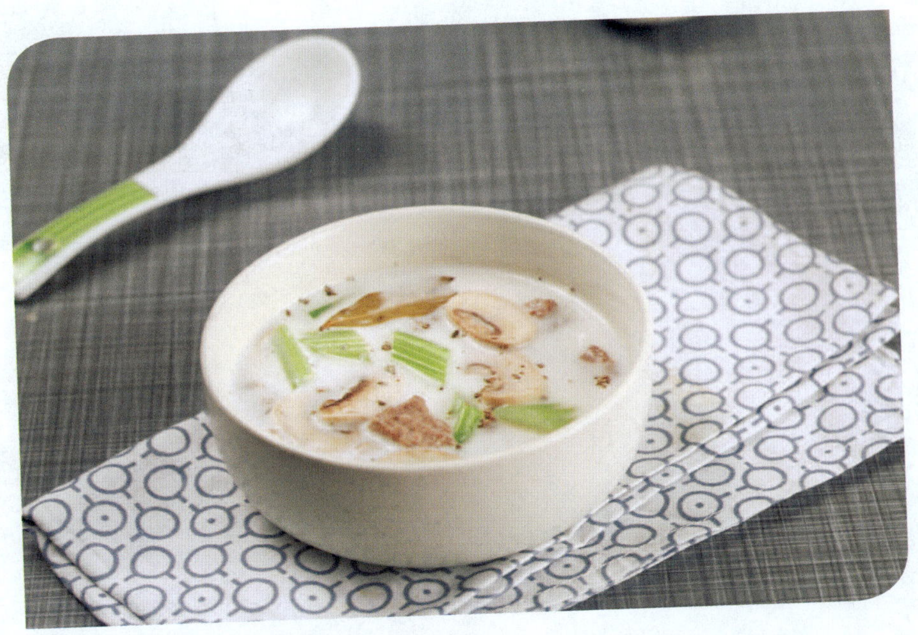

牛奶炖牛肉

原料：牛肉块110克，西芹块40克，鼠尾草碎10克，面粉20克，口蘑片60克，香叶2片，牛奶70毫升。

扫一扫·轻松学

调料：橄榄油适量，盐、鸡粉各3克。

做法：

1. 热锅注入适量的橄榄油，倒入西芹块、牛肉块，炒匀。
2. 倒入香叶、口蘑片，炒匀。
3. 加入面粉，注入适量的清水。
4. 撒上盐、鸡粉，拌匀入味。
5. 注入牛奶，拌匀。
6. 加盖，大火煮开，转小火炖30分钟。
7. 揭盖，将炖好的菜肴盛入碗中，撒上鼠尾草碎即可。

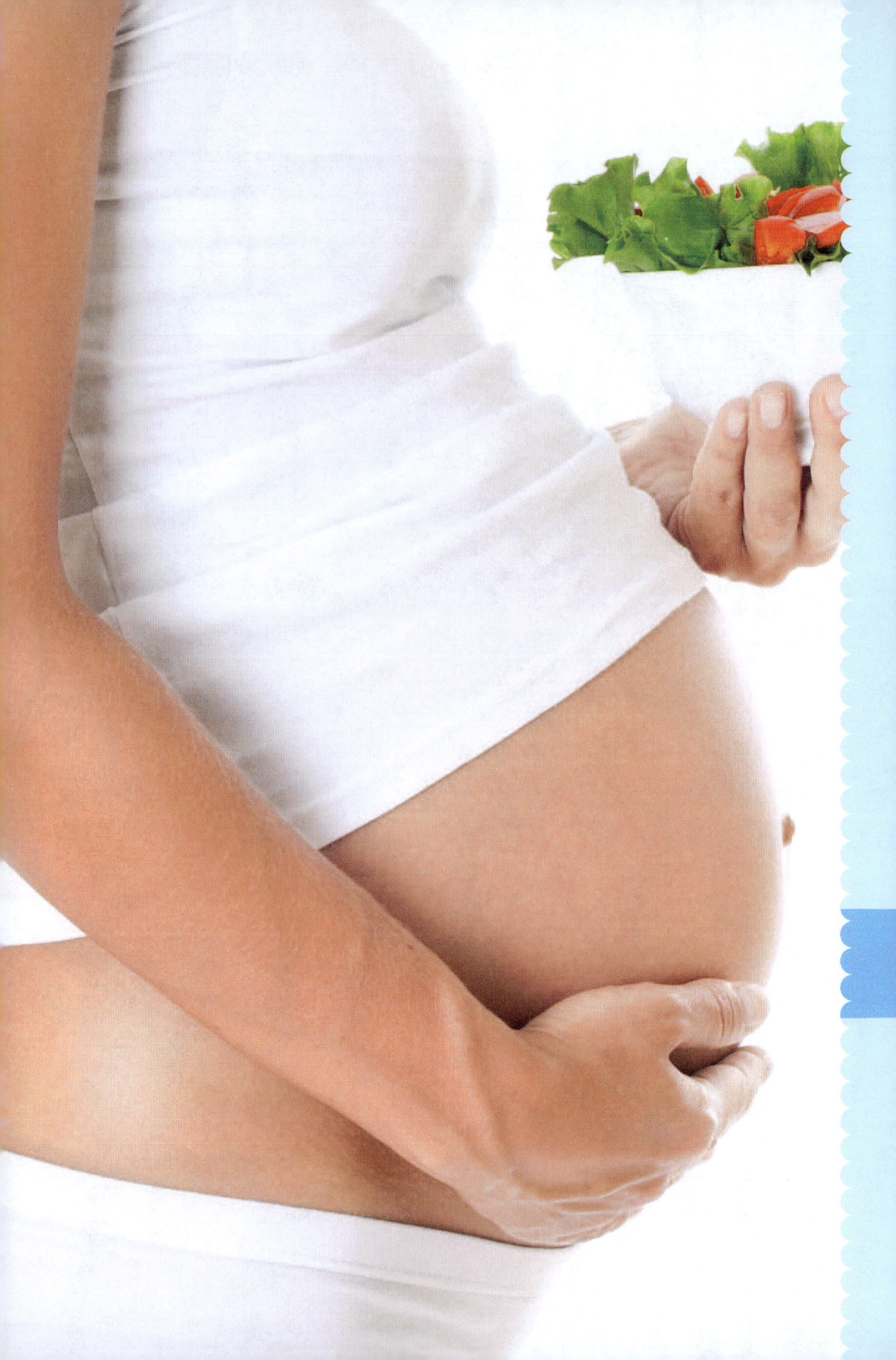

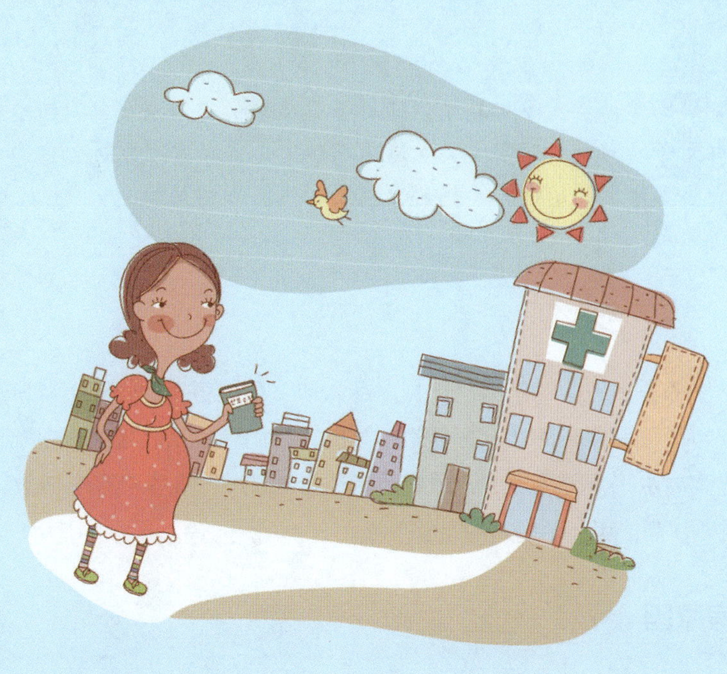

Chapter 4

孕4月，终于拨云见日

在感觉糟糕的最初几个月过去之后，准妈妈终于可以暂时喘口气了。现在，你可能感到更有活力一些，尽管还是会有各种各样的妊娠反应出现，但是很多准妈妈从这个月起已经可以开始享受怀孕状态了。整天恶心的感觉渐渐消失，对一些事情也逐渐恢复了兴趣，例如吃东西。

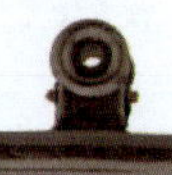

一、孕妈妈可能遇到的烦恼及应对方法

本月孕妈妈开始步入孕中期了，随着早孕反应的逐渐消失，心情变得舒畅起来，胃口大开的同时，胎宝宝也在迅速而稳定地成长着。不过，这一时期还是会存在一些身体上的不适，孕妈妈要摆正心态，积极应对。

贫血

贫血是孕妈妈特别容易发生的一种营养缺乏病，在孕中期，孕妇的贫血发生率可达到 38%。贫血对身体健康和胎儿发育都是不利的，会出现包括胎宝宝宫内发育迟缓、出生体重降低、智力水平下降等现象，严重的话还会出现早产甚至死胎。因此，预防和应对贫血极为重要，需要引起孕妈妈的足够重视。

贫血的发病原因

1. 随着孕周的增加，孕妇血液容量增加，血液被相对稀释，从而出现生理性贫血。
2. 胎儿骨骼、肌肉等迅速生长发育，从母体中吸收大量的铁，需求量增加导致贫血。
3. 孕妈妈的消化和吸收能力降低，导致身体对铁的吸收率下降，产生贫血症状。

贫血的预防和治疗

1. 增加血色素铁的摄入量。缺铁是造成孕期贫血的主要原因之一，补充充足的血色素铁，可保证造血的顺利进行。为此，应多吃禽畜的肝脏、瘦肉、动物血，以及各种蛤贝类食物，还可在医生的指导下，适当补充铁剂。
2. 使用铁炊具烹调。日常生活中做菜时尽量使用铁锅、铁铲等，在烹制食物的过程中会产生一些小碎铁屑溶解于食物中，形成可溶性铁盐，被肠道吸收。
3. 多吃富含维生素 C 的食物。维生素 C 可以促进人体内铁的吸收，故孕妈妈在补充铁的同时，可以搭配吃一些新鲜的蔬果，如柠檬、 橙子、猕猴桃、菠菜、花菜等。

牙龈出血

孕期牙龈出血也是常见的孕期反应和症状之一。从怀孕的第 3 个月开始，孕妇胎盘会分泌大量的黄体酮与性激素，使得口腔内牙龈软组织肿胀，牙龈与孕前相比，更容易出血或敏感，再加上怀孕时唾液的分泌量增多，孕妇患上牙齿疾病的概率会相对提高，容易导致牙龈细菌感染并形成噬斑。具体来说，孕期牙龈易出血，主要有以下几个方面的原因。

孕激素的影响

随着孕周的增加，孕妇体内的雌、孕激素增多，影响了组织的新陈代谢，使牙龈的毛细血管扩张、弯曲、弹性减弱，导致血液淤滞、血管壁的通透性增加，引起牙龈出血，甚至形成牙龈炎。牙龈炎会随着妊娠的进展而加重，但产后随着体内雌、孕激素的减少，症状会自行消失。

体内缺乏维生素 C

维生素 C 是胶原蛋白形成所必需的营养元素，它有助于保持间质物质的完整，如结缔组织、骨样组织以及牙本质。孕妇体内如果缺乏维生素 C，可引起坏血病，这是一种急性或慢性疾病，特征为出血，类骨质及牙本质形成异常。如果长期缺乏，除了会造成牙龈肿胀、出血外，甚至可能会因牙龈及齿槽坏死而致牙齿松动、脱落。

口腔局部因素

除了妊娠期反应外，口腔局部因素引起的牙龈出血也很常见，主要表现在口腔不清洁，食物残渣、牙垢、牙石等经常堆积在牙体周围，口腔内的各种细菌在此大量繁殖，导致牙龈炎而发生牙龈出血，患者常常伴有口臭。此外，其他牙龈病如牙龈瘤，由于血管异常丰富，在嚼东西时，瘤体因摩擦而溃破，也可引起牙龈出血。

其他因素

其他诸如刷牙方法不当、残根（烂牙根）、残冠、佩戴制作不良的牙套、不良充填物等锐利的边缘刺激等，均可引起牙龈出血。

了解了孕期牙龈出血的原因，专家给你支招，巧妙防治牙龈出血，还你一口好牙。

孕前做好口腔检查

准妈妈在孕前一定要去口腔科做检查，怀孕后也要定期去专业的牙科医院做检查，特别是孕前就有口腔疾病的孕妈妈更应注意做好防范，向专业的牙医咨询并做必要的治疗。

做好口腔清洁

坚持早、晚认真刷牙，餐后漱口，必要时使用牙线清洁牙缝。刷牙时需注意，使用软毛牙刷，避免太过用力，采用竖刷法，减轻牙刷对牙龈的伤害，以防刺激牙龈造成出血。

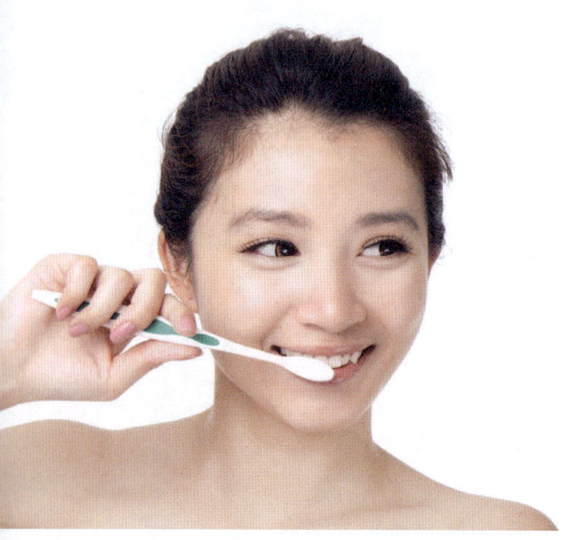

保证维生素 C 的摄取

除了在医生的指导下服用维生素 C 片剂，饮食上也要多注意补充富含维生素 C 的食物，多吃新鲜的水果蔬菜，并保持膳食平衡和营养充足，以增强毛细血管的弹性，降低其通透性，增强牙齿的抵抗力。

给牙齿补补钙

在整个孕期胎儿的生长发育过程中，会从母体摄取大量的钙、磷、铁等营养素，如果孕妈妈自身缺乏这些营养素，就会从骨骼和牙齿中脱离出来，进入血液，以血钙的形式供给胎儿。而牙齿的脱钙现象会使其耐酸性降低，抵抗力下降，引起牙龈出血等问题。给牙齿补补钙，坚固牙齿，是保证牙齿健康的有效途径之一。

谨遵医嘱用药

一些孕妈妈平时就存在轻微的牙龈炎、牙周炎，在体内雌激素增高时，牙龈发炎、出血的症状会加重。这时要在医生的指导下服用消炎药，并遵医嘱复诊。不能自己随便用药，以免加重牙齿不适。

鼻充血堵塞

孕妈妈多留心，鼻子也有孕期反应。孕妇怀孕后，由内分泌系统所分泌的激素会增多，体内高水平的雌激素和孕激素使血流量增加，进而使鼻黏膜受到刺激，导致血管充血肿胀，引起鼻充血和黏液分泌过多，出现鼻塞。血流的增加还会使鼻部小静脉压增大，而鼻子内部的血管丰富，血管壁也比较薄，因此容易鼻出血。孕妇在顺利生产后，鼻充血堵塞的现象会逐渐消失，也不会留下后遗症，如果出现鼻出血，大部分情况下孕妇都可以自行处理，及时止血。因此，孕妈妈应放松心情，不要过度紧张，否则不但不利于缓解病情，甚至可能加重症状。

那么，孕期该如何预防和治疗鼻充血堵塞呢？孕妈妈可以尝试以下几方面。

热敷鼻子

一旦出现鼻充血堵塞，孕妇可以用热毛巾敷在鼻子上，或者用热蒸气熏鼻子，也可以洗个热水澡，能有效缓解。

盐水洗鼻子

每天坚持用淡盐水清洗鼻子，能保持嘴巴、鼻子的温暖湿润，减少干冷空气的刺激，改善鼻腔细菌感染等引发的一系列问题。

饮食改善

多吃如青菜、红豆、瘦肉、乳类、蛋类这些富含维生素的营养食物，以增强血管弹性，改善鼻腔黏膜的血液循环，降低鼻充血和患鼻炎的概率。如果天气干燥，准妈妈应多吃苹果、梨、西瓜等滋阴的水果，少食辛辣的食物，保持大便通畅。

远离刺激性东西

孕期鼻腔变得敏感，此时切记不要接触含有过敏原的物质和污染物，不要到烟雾多的地方，如吸烟区，尤其要远离二手烟的环境和污浊的空气，也要避免吸入过多的刺激气味，像油漆、清洁剂、香熏等，减少对鼻黏膜的恶性刺激。

保持室内的湿度

室内太过干燥，会加重鼻子内火，不利于病情恢复。尤其是在使用空调时，如果室内空气十分干燥，孕妈妈可以适当使用加湿器来增加空气的湿度。

避免感冒

在感冒流行期间和秋冬易患感冒的时节，建议孕妈妈少去公共场所，做好保暖措施，尤其是在外出时，戴上口罩、帽子，谨防感冒。

不可滥用药物

孕妇应谨记不要滥用滴鼻药物，如萘甲唑啉（滴鼻净）、麻黄碱等，尤其是在孕妇血压稍高时，更应避免使用麻黄碱，否则会加重血压升高。如果实在感觉鼻子难受，可以去看医生，在医生的指导下服用或使用药物。

不能贪食冷饮

贪食冷饮会使充血的血管突然收缩，血流减少，可致局部抵抗力降低，使潜伏在咽喉、气管、鼻腔、口腔里的细菌与病毒乘机而入，引起咽喉痛、声哑、咳嗽、鼻塞、头痛等，严重时还能引起上呼吸道感染或诱发扁桃体炎等。

小贴士：

孕妈妈如果不慎鼻出血，最好的办法是压迫止血。因为鼻出血的部位大部分是在鼻中隔的前下方，用手指将鼻翼向中隔处挤压，可使出血部位受到压迫。如果是一侧鼻孔出血，就用手指按压另一侧鼻孔的前部，按压 5 ～ 10 分钟再放手；如果两侧都出血，就用两个手指捏住两侧的鼻翼，用嘴巴呼吸。

头痛

孕期引起头痛的原因有很多种，除了孕期激素的影响之外，引发头痛的病理变化包括炎症、损伤、压迫、牵引、推移、扩张等，这些变化令痛觉敏感的结构受刺激后便会出现头痛。从部位看，头痛可由颅内和颅外，可因耳、鼻部疾病等引起，亦可因全身性的疾病和精神因素所引起。具体而言，孕期头痛的发病原因主要有以下几点。

- 贫血
- 过度疲劳
- 血压高
- 周围环境嘈杂
- 睡眠质量差
- 心情不佳

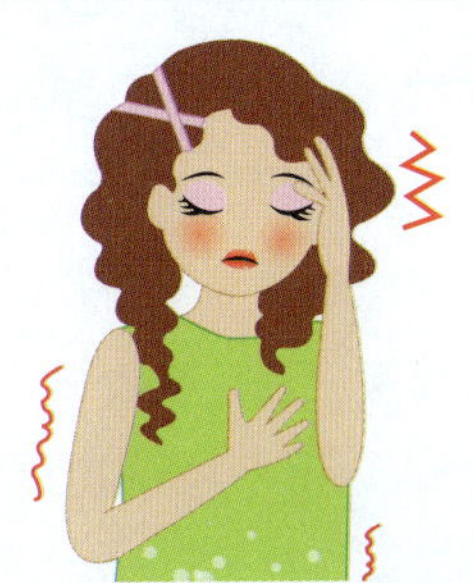

有的孕妈妈在怀孕之前就有头痛或偏头痛的症状，怀孕以后，这种情况或许会好转，也可能会恶化，有的还会伴随耳鸣、心悸、水肿等症状。之前没有头痛症状的人也可能会在孕后出现。一般情况下，孕早期和中期出现的头痛不严重，是怀孕的正常生理反应，无须用药治疗，只要顺利度过就会自行消失。倘若在孕晚期，孕妈妈突然出现头痛，要警惕先兆子痫，特别是血压升高和浮肿严重的孕妇，要注意避免引发更严重的妊娠高血压。为了预防和缓解孕期头痛给孕妈妈和胎宝宝带来的不利影响，可以从以下几个方面着手。

- 合理调配营养，补充优质蛋白质，多吃新鲜蔬菜、水果等。
- 在怀孕初期保证充足的睡眠和适当的休息，尽量减少工作的时间。
- 定期去医院接受孕检，检查血常规等，一旦发现贫血，积极配合治疗。
- 保持周围安静的环境，避免噪声对孕妇的刺激。
- 经常开窗通风，保持室内空气的清新和流通。
- 在身体和天气条件允许的情况下，适当去户外锻炼身体。
- 如果头痛加重，可在医生的指导下用药。

腹泻

腹泻是孕期常见的肠道病症之一，孕妇腹泻时，会出现脱水现象，这会直接影响准妈妈对营养的有效吸收，从而阻碍胎宝宝的正常生长发育。如果腹泻严重，会使子宫剧烈收缩，极易导致流产。

一般来说，正常人每天大便1次。当孕妇每天大便的次数明显增多，大便呈稀状，且伴有腹痛或肠鸣现象时，就意味着腹泻了。引起腹泻的原因主要有三个，一是感染，如肠道感染、病毒性感染等，导致感染的常见病原体包括病毒、沙门氏菌、弯曲杆菌等；二是饮食不当，怀孕期间，若孕妇所摄取的食物粗糙或变质、饮食习惯不良、过食冷饮或者对海鲜类食物过敏等，都会引起腹泻；三是孕妇自身患有某些慢性病症，如结核病、结肠炎、甲状腺疾病等，也会引起腹泻。

那么，孕妇该如何预防和治疗腹泻呢？

● 适当补液

孕妇要多喝水，必要时可以喝点淡盐水，这是为了补充由于腹泻而消耗的水分和电解质。

● 切勿滥用抗生素

有些抗生素不仅会使孕妇出现腹泻等不良反应，还有导致胎儿畸形的危险，因此孕妇一定要谨慎使用。

● 选择合适的药物治疗

相比于抗生素，一些药性和缓的抗腹泻剂，能有助于孕妇吸收水分，减少胃肠蠕动，适合孕妇服用。例如双八面体蒙脱石（思密达）就是一种很好的抗腹泻药物，能吸附一些致病细菌，且吸附面较大，不会被人体吸收，十分安全有效。此外，建议孕妇在医生的指导下服用药物。

● 保持良好的饮食习惯

所谓病从口入，孕妈妈要保证饮食的卫生，忌吃冷饮和易过敏食物等。

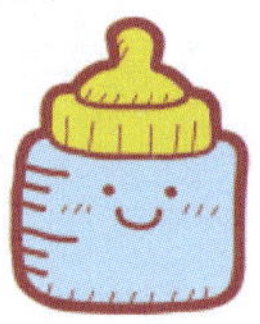

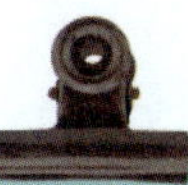

二、私人医生知心话：孕期疾病需谨慎治疗

准妈妈在孕期一定要注意自己的安全和身体健康，然而，怀孕之后各种激素的分泌，生理和心理上的变化，往往会不期而至。此时的孕妈妈要知道，孕期疾病需要谨慎治疗，才能达到科学养胎、健康孕育的目的，并且度过舒适的孕期。

治疗牙齿疾病需谨慎

根据数据统计，有80%的女性在怀孕的时候会出现牙科并发症，其中包括牙疼。然而，由于孕妇是特殊人群，孕期不能随便用药，但孕期的牙齿疾病如果不及时治疗，会影响母体的身心健康，也会对胎宝宝不利，因此孕妈妈往往会不知所措。其实，医生想要告诉你的是，孕期治疗牙齿疾病需谨慎。

首先，防患于未然。一般来说，不建议孕妇在孕期进行牙齿疾病的治疗，因此女性在备孕前就应该对牙齿进行一次全方位检查，排除可能发生的牙科隐患，保证孕期轻松度过。

但是，倘若孕妈妈已经在孕期出现了牙齿的问题，而且问题较为严重，必须采取相应的方法进行治疗。在治疗过程中要注意以下两方面。

- 药物使用要谨遵医嘱。治疗牙齿的时候，可能会用到止痛药、镇静剂、抗生素等，对于这些药物的使用一定要遵医嘱，否则会对胎儿不利，例如怀孕中使用四环素，会造成胎儿以后的牙齿变黄。另外，可能会用到麻醉药，孕妇应尽量避免。

- 拍X线片要小心。某些牙齿疾病的治疗中可能会需要拍X线片，虽然放射线检查的剂量很小，不过孕妇最好尽量避免。如果是急诊必须要拍X线片，建议孕妇穿防护铅衣，尤其要保护好腹部的胎儿。

另外，孕妇如果在治疗过程中出现紧张、呕吐或有其他任何不适，都应及时采取相应措施，减少孕期不适。

护理耳朵的正确方法

在十月怀胎的过程中，孕妇的身体会因为胎儿生长发育的需要而发生改变，包括皮肤的变化、体内水分增多、血管容量增加、外周血管扩张、血管阻力降低等，进而导致全身黏膜肿胀，并影响各器官的生理功能，例如耳朵。

从孕早期开始，孕妇低频区的听力（150～500赫）会有所下降，在孕中期和孕晚期，下降情况会持续加重，但幅度均在生理限度以内，一般在产后3～6个月会恢复到孕前的正常水平。在整个怀孕期间，孕妇全身水量会增加4升左右，这些水分主要潴留在组织间隙，耳朵也是其中之一，因此，孕妇的耳朵易发多种病症，对于孕期耳朵的护理不容小觑，下面介绍几个护理耳朵的正确方法。

- 避开嘈杂的环境。孕妈妈应避免长时间在噪声中待着，怀孕期间应少戴耳机听歌、听电话，如果一定要用，最好控制听筒的音量，不宜太大，时间也不宜太长，每隔半小时让耳朵休息一下。

- 做护耳操。定息静坐，咬紧牙关，以一只手的大拇指和食指捏住鼻孔，睁大眼睛，使气窜入耳窍，至感觉耳朵内有轰轰声为止。护耳操每天可以做3～5次，有耳朵保健之效。

- 预防感冒。换季时，孕妇要及时增减衣物，预防感冒，因为孕期感冒很容易引起中耳炎。如果孕妈妈患有分泌性中耳炎，适宜多做吞咽动作，必要时要到医院耳鼻喉科治疗。

- 补足营养。孕妈妈应多吃鱼、蔬果、蘑菇、猪肝等富含维生素A、叶酸和维生素B_{12}的食物，增强身体免疫力。

- 劳逸结合。根据孕期不同的妊娠反应程度，合理安排工作、活动与休息，做到劳逸调度适当。

小贴士：

关于耳朵的护理渗透在日常生活中的一点一滴，重在预防，兼顾治疗。孕妈妈要时刻关注自己的身体变化，科学养胎、健康孕育。

科普知识小讲堂：药物对孕妇的影响

严格来说，从计划怀孕开始，孕妈妈就不能随便用药了，因为一般情况下孕妇要到受孕2周以上才能发觉自己怀孕了，如果备孕期乱用药，会在无形中对受精卵造成不良影响。如果是在进行药物治疗的过程中被确诊为怀孕，要立即向妇科医生讲明药物治疗的过程，咨询后再决定是否继续接受治疗。

妊娠期间，药物可影响孕妈妈内分泌、代谢等，间接影响胎儿，也可通过胎盘直接影响胎儿。最严重的药物不良反应是影响胚胎分化和发育，导致胎儿畸形和功能障碍，与用药时的胎龄密切相关。受精后2周内处于着床前期，这时受精卵和母体组织尚未直接接触，故用药对其影响不大。药物影响囊胚的必备条件是药物进入分泌液中一定数量才起作用，若药物对囊胚不良反应极强，可造成极早期流产。

受精卵着床后至12周左右是药物的致畸期，是胚胎各器官处于高度分化、迅速发育、不断形成的时期。首先是心脏、脑开始分化发育，随后是眼、四肢等，孕妇此时用药，其不良反应能干扰胎儿组织细胞的正常分化，任何部位的细胞受到药物不良反应的影响，都可能造成某一部位的组织或器官发生畸形。药物不良反应作用出现越早，造成的畸形可能越严重。

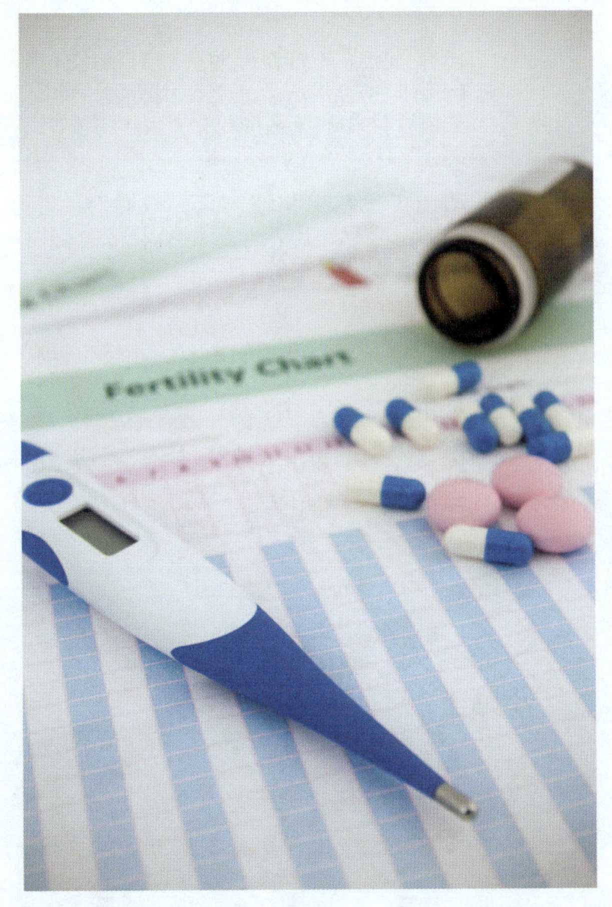

妊娠12周以后直至分娩，胎儿各器官已形成，药物致畸作用明显减弱。但对于尚未分化完全的器官，如生殖系统，某些药物还可能对其产生影响。而神经系统因在整个妊娠期间持续分化发育，故药物对神经系统的影响可一直存在。分娩期用药也应考虑到对即将出生的新生儿有无影响。

目前，评价药物对孕妇和胎儿的危害程度主要依据美国食品和药品管理局（FDA）颁布的标准，将药品按照安全性分级，如下表。

分级	特点	备注
A 级	经临床对照观察，未见对胎儿有损害，是较为安全的一类	A、B 级药物孕期一般可安全使用，如多种维生素类和钙制剂，以及一些抗生素等
B 级	动物试验中未见对胎畜有损害，但尚缺乏临床对照观察资料；或动物试验中观察到对胎畜有损害，但临床对照观察研究未能证实	
C 级	动物实验和临床对照观察资料皆无；或对动物胎畜有损害，但缺乏临床对照观察资料。这类药物的选用较为困难，而妊娠期很多常用药物都属于此类	C、D 级药物对胎儿有危害（致畸或流产），但对孕妇有益，须权衡利弊后慎用，如一些抗生素、激素类药物
D 级	已有一定临床资料说明药物对胎儿有损害，但临床非常需要，又缺乏替代药物，此时可权衡其危害性和临床适应证的严重程度做出决定	
X 级	动物实验结果和临床资料说明对胎儿危害性大，一般已超出治疗应用所取得的有利效益，属于妊娠期禁用的药物	这类药物对胎儿有严重危害，如抗癌药物、性激素（雌激素、合成孕激素）等

总的来说，孕产妇用药的原则是：用一种药物，避免联合用药；用疗效比较肯定的药物，避免使用尚难确定对胎儿有无不良影响的新药；用小剂量药物，避免用大剂量药物；严格掌握药物剂量和用药持续时间。若病情所需，在孕早期应用对胎儿有害的致畸药物，应先中止妊娠，再用药。

小贴士：

虽然药物对孕妇有一定的影响，但孕妈妈不可患病不治，诸如孕期感冒这样的小病通过饮食和正确的护理能有效改善，更多的疾病如果拖延治疗只会降低母体自身的免疫力，进而影响胎宝宝的宫内发育。

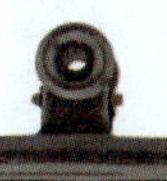

三、暖心爸爸这样做

随着孕妈妈和胎宝宝步入了孕中期，此时的暖心爸爸该做些什么呢？从准备孕期物品，到给宝宝做胎教，以及贴心为妻子和孩子准备一日三餐，渗透着丈夫的责任和作为准爸爸的爱，让这个家变得更温馨，也更暖心。

陪妻子准备孕期物品

- 孕妇装。孕中期，孕妈妈的腹部开始逐渐隆起，是时候准备孕妇装了。此时，暖心爸爸可以陪孕妈妈一起去孕婴专卖店选购，为妻子出谋划策，穿出孕味和魅力。防辐射服、孕妇鞋、孕妇内衣等，也可以一并准备。
- 孕妇护肤品。孕期的皮肤保养不容忽视，但为了照顾腹中的宝宝，最好使用专门的孕妇护肤品。另外，洗发露、沐浴乳等最好也选择温和性质的。
- 孕产书籍。这是为了给孕妈妈平时打发时间用的，多了解下孕产知识，能更好地做好孕期准备，准爸爸也可以和孕妈妈一起阅读。
- 准爸爸还可以和孕妈妈一起为将来的“小天使”做好物资准备，包括新生儿的衣服、奶瓶、纸尿裤、婴儿车和婴儿床等。在准备这些物品的过程中，与孕妈妈一起想象宝贝出生后的家庭生活，增进夫妻感情。

重新定义“性”

步入孕中期，此时可以重新定义性生活了。因为此时孕妈妈体内的胎盘已经基本发育完全，胎宝宝在子宫内由羊水包围，适度的性生活不会对他造成伤害。相反，和谐的性生活有利于夫妻感情的增进，也可以间接促进胎宝宝的健康成长。不过，在进行性生活时，还需要注意以下几个方面的问题。

- 性生活的频率不宜过高，以每周1～2次为宜。
- 注意做好个人卫生，包括生殖器官的卫生和手部卫生，防止细菌感染。
- 动作要轻柔、缓慢，避免对孕妈妈的身体过度刺激。
- 宜选择侧卧式、坐入式、男下女上式、后入式等不压迫腹部的体位。

给胎儿进行音乐胎教

一般来说，胎儿的耳朵从第 13 周开始发育，之后就渐渐能听到外界所传来的声波，感觉到外在环境的变化了。进入孕 4 月，胎儿的听力系统正在发展，此时准父母可以适度进行音乐胎教，通过悦耳怡人的音响效果对胎儿的听觉神经器官进行良性刺激，引起大脑细胞的兴奋，促进其脑部发育和健康成长。

音乐胎教是指通过音乐对胎儿共同施教的过程。具体而言，即通过对胎儿施以适当的乐声刺激，促使其神经元轴突、树突及突触的发育，为优化后天的智力及发展音乐天赋奠定基础。给胎宝宝唱儿歌、带胎宝宝去听音乐会、和胎宝宝一起听轻音乐等都是实施音乐胎教的良好方式。不过，无论是准爸爸还是孕妈妈，在为胎宝宝做音乐胎教时应注意以下五个方面。

- 给胎宝宝听音乐，以每天 1 ～ 2 次，每次不超过 20 分钟为宜，时间太长反而不利于安抚胎宝宝的情绪。

- 作为胎教音乐，要求在频率、节奏等方面，应尽可能与宫内胎音合拍。建议选择较为轻柔舒缓，具有明朗的情绪、和谐和声的音乐，如《春江花月夜》《假日的海滩》《b 小调第一钢琴协奏曲》等。

- 音乐的节奏不能太快，音量不宜太大。太快的节奏会使胎儿紧张，太大的音量会令胎儿不舒服，还会导致胎宝宝听力下降。

- 如果用录音机放音乐，孕妇距离音箱应保持 1.5 ～ 2 米，音量在 65 ～ 70 分贝；如果用耳机在孕妇腹壁放音乐，则耳机处为 60 分贝即可。

- 最好在每天的固定时间给胎宝宝听一首固定的乐曲，可为出生后的孩子培养音乐爱好，并为开发想象力打下基础。

做贴心厨师

孕 4 月饮食要点

- 增加主粮的摄入。本月孕妈妈应适当增加主粮的摄入，选用标准米、面，搭配食用一些杂粮，如小米、玉米、燕麦等，以每日 400 ～ 500 克为宜，能保证能量供给，节省蛋白质。
- 食物种类应丰富。进入孕 4 月，早孕反应逐渐消失，孕妈妈的食欲旺盛，可以放心吃喜欢的食物，食物种类应逐渐丰富起来，但一次不要吃太多，也不要一连几天吃同一种食物。
- 吃动物肝脏每周不宜超过 2 次。动物肝脏含有蛋白质和多种维生素，但肝脏胆固醇含量也较高，孕妈妈每周吃动物肝脏不要超过 2 次，且烹饪前最好充分浸泡、冲洗。
- 避免营养不良。本月是孕中期的开始，也是养胎补充营养的关键时期，如果孕妇营养不良，轻者会使胎儿出现脑功能障碍，重者会使宝宝出生后智力低下，因此应避免营养不良。

本月所需主要营养素与推荐食材列表

营养素	推荐原因	推荐食材	配图
钙	孕中期，胎儿进入了稳定发育时期，牙齿和骨骼的生长都需要大量的钙，建议按照 1000 毫克 / 天来补充	牛奶、虾皮、豆腐、奶酪、菠菜、猪骨、黄豆、虾米、鸡蛋、酸奶、上海青（上海白菜）等	
膳食纤维	本月补充膳食纤维，主要为了预防和缓解孕中期便秘，还能降低血压和血脂，预防结肠癌等	芹菜、胡萝卜、燕麦、苹果、韭菜、豌豆、糙米、海带、花菜、紫甘蓝等	

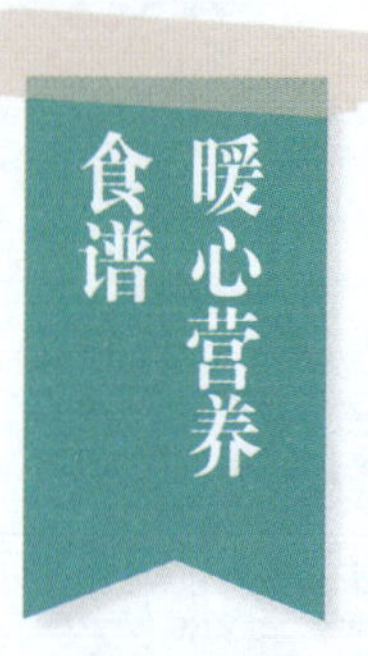

清炖猪蹄

原料： 猪蹄块 400 克，水发芸豆 100 克，姜片少许。

调料： 盐 2 克，胡椒粉 3 克。

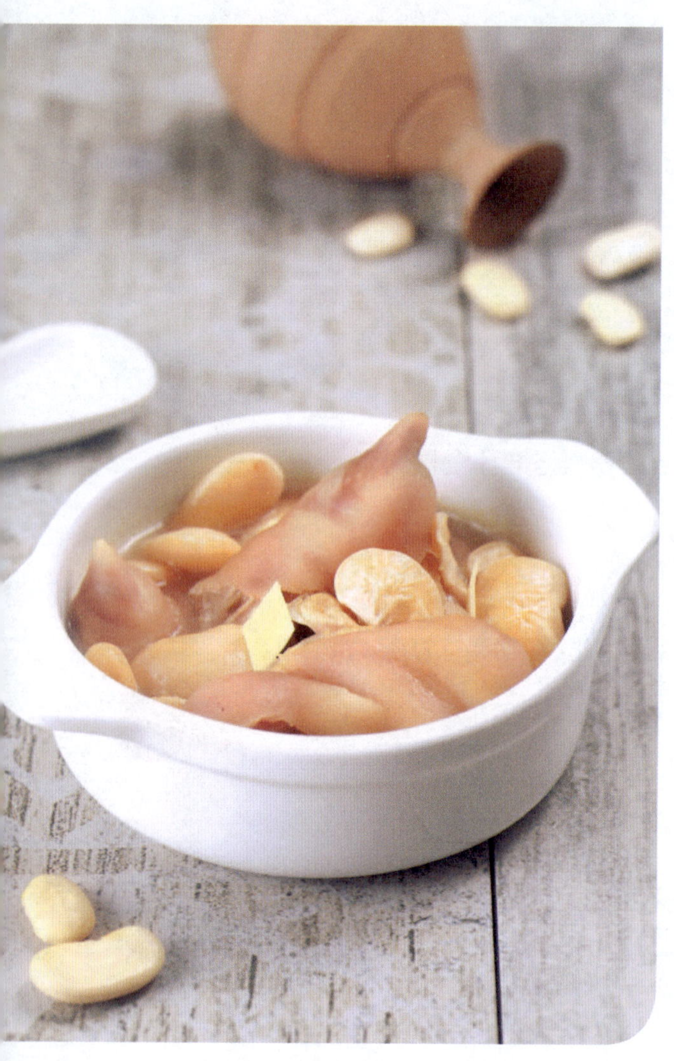

做法：

1. 锅中注入适量清水烧热，放入处理干净的猪蹄块。
2. 煮约 3 分钟至水沸腾，撇去浮沫。
3. 放入姜片。
4. 倒入泡发好的芸豆，搅匀。
5. 加盖，用大火煮开后转小火炖 90 分钟至食材熟软。
6. 揭盖，加入盐、胡椒粉。
7. 搅匀调味。
8. 关火后盛出汤，装碗即可。

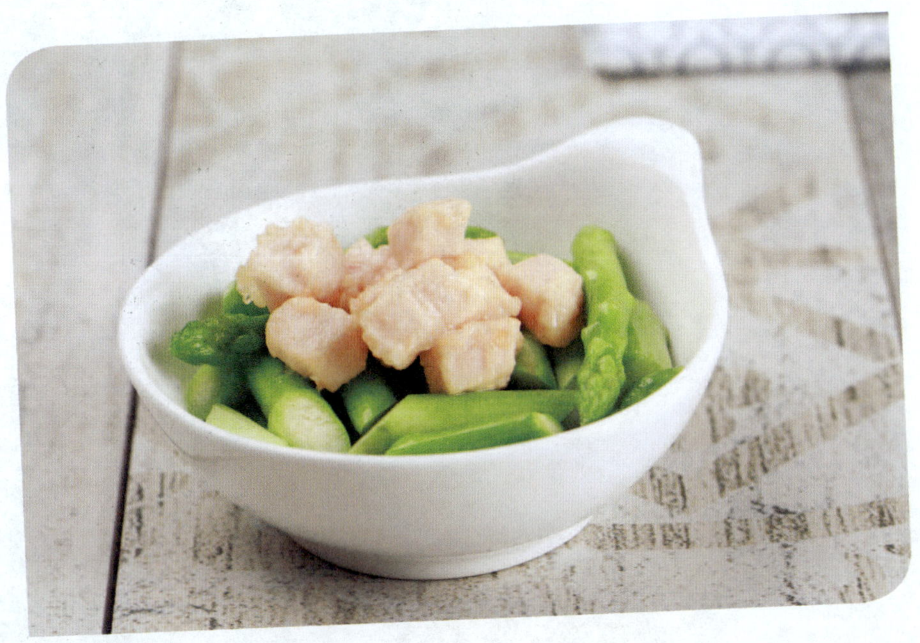

芦笋炒鸡肉

原料： 鸡胸肉150克，芦笋120克，葱、去皮姜块少许，高汤30毫升。

调料： 盐、胡椒粉、白糖各3克，料酒3毫升，淀粉、食用油各适量。

做法：

1. 鸡胸肉切小块，放入料酒、盐、胡椒粉、淀粉搅拌均匀，腌渍10分钟。
2. 洗净的芦笋去皮切段，洗净的葱切成葱段，去皮的姜块切成丝，待用。
3. 热锅注水煮沸，放入芦笋，焯水，捞起放入盘中待用。
4. 热锅注油烧热，放入腌渍好的鸡胸肉，炒3分钟至微微焦黄，盛出备用。
5. 热锅注油烧热，放入姜丝、葱段，炒香。
6. 放入芦笋、鸡胸肉，滴入料酒，炒匀去腥。
7. 倒入高汤提鲜，放入盐、胡椒粉、白糖，炒入味。
8. 在装有淀粉的碗里滴入少量水拌匀，再倒入锅中，勾芡，关火装盘即可。

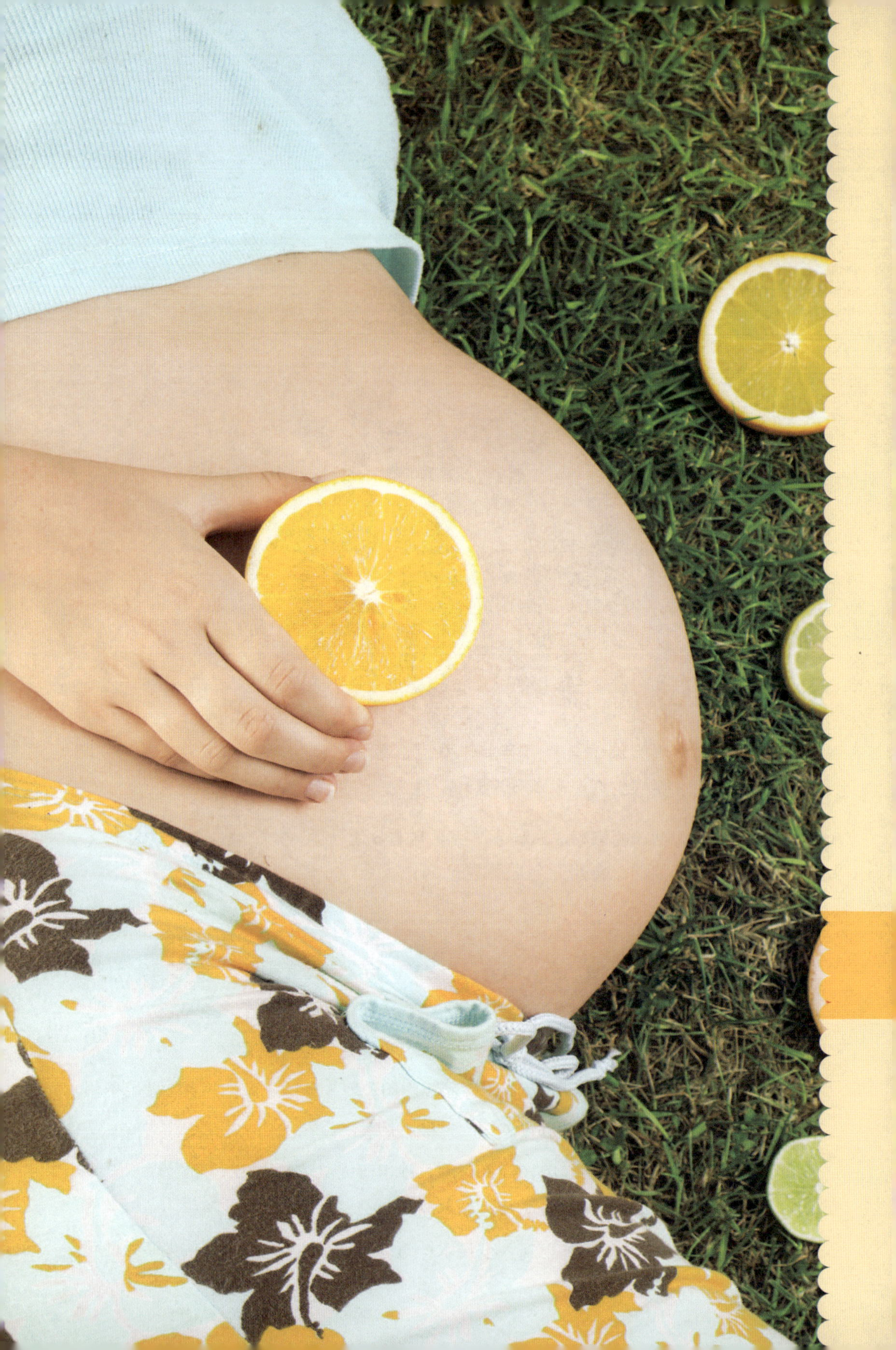

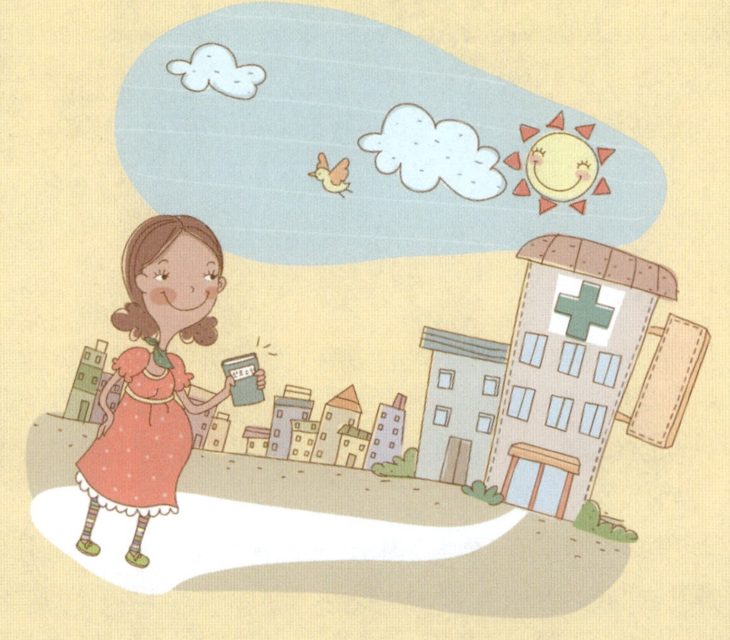

Chapter 5

孕5月，孕相渐渐明显

对很多准妈妈来说，无论是身体还是精神方面，这个月都是整个孕期最舒服的时候。虽然腹部明显隆起，活动有所不便，但大多数准妈妈会惊奇不已，上个月才听到胎宝宝的心跳，可能还看到了超声波图像，确认了他的存在，这个月就感觉到了胎宝宝在腹中的蠕动——神奇的胎动。你会感到体内确确实实地正在孕育着一个小生命！

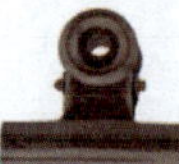

一、孕妈妈可能遇到的烦恼及应对方法

如果说整个孕程中最让孕妈妈感到舒适的时间段，大概就是怀孕5个月的时候吧。此时，怀孕进入稳定期，孕妈妈的身心都比较放松，胎宝宝也在妈妈的肚子里慢慢长大。生活中一些小烦恼也变得容易接受和应对了。

体重增长迅速

怀孕5个月的时候，很多孕妈妈都会明显感觉到自己的腰身和腹部变大，体重上升，以前的裤子、裙子大多都穿不上了。一方面是因为胎宝宝的成长导致子宫的增大所致，另一方面与孕妈妈的食欲和孕期舒适度增加有关。孕早期的不适已经消失，孕晚期的艰辛还没有到来，孕妈妈的食欲变得更好了。

“安逸”的孕期生活带来的“后果”就是——体重增长迅速。虽然，怀孕5个月时妈妈的体重会随着胎儿的长大有一次明显地提升，但总体保持在可控范围之内。如果饮食不注意节制，“躺着”养胎，“可控”就会变成“失控”，很容易导致体重过重、身材走样和孕期并发症的发生，对胎儿和母体都无益。

体重增长过快时不妨这样做。

- 购买合适的孕妇装。孕妇装最好选择比身材大一号的尺码，质地以轻柔、耐洗、吸水、透气为佳，同时考虑到季节性和流行元素。这样孕妈妈才能既穿得舒适，又体现出魅力。

- 适当控制饮食。每顿正餐都要精心准备，食物种类可以多，但量不能多，保证营养素的均衡摄入。进食时宜细嚼慢咽，既容易消化，又能减少进食量。加餐可以灵活多变，水果、坚果、饼干、酸奶、芝麻糊等都可以，既可以解馋，又能及时补充能量，还能避免正餐吃太多。

- 丰富孕期生活。坚持定期的、适当的运动，多关注胎教，学习新生儿的喂养知识等。其实，孕妈妈精神上的充实也是胎宝宝健康发育不可缺少的。

乳房的变化

从发现怀孕以后，最令孕妈妈惊奇的变化大概是乳房了。孕妈妈可能在孕早期就会发现罩杯大了一号，此后随着妊娠发展和激素水平的变化，孕妈妈的乳房会一直持续变得饱满、柔软、敏感，乳腺发达，准备为哺乳做准备，但也有一些烦恼随之而来。

乳房变得更加敏感

由于激素的作用，罩杯又增大了一号。乳房变得更加敏感，甚至会有触痛感。乳头和乳晕的颜色会继续加深，乳头将变得更加凸起，乳晕上的小腺体增大，看起来就像鸡皮疙瘩。

如何应对乳房的变化

- 选择合适的胸罩，即大小合适、质地柔软的棉质内衣，并注意勤换洗，保持胸部清洁卫生。

- 经常用温水擦洗乳头，清除附着在乳头上面的乳痂和分泌物，清洗完成后涂上一层油脂，油脂可选择橄榄油或孕妇专用的乳头保护霜。

- 学会按摩乳房。洗完澡后先涂抹油脂，然后用拇指和食指轻轻抚摩乳头及周围的皮肤，2～3分钟即可。注意洗净双手，防止细菌侵入，指甲也要剪短，防止乳头受伤。但过度刺激乳房和乳头会分泌催产素，引起子宫收缩，需要多加小心，按摩中腹部感到不适就要马上停止。

- 经常用干燥、柔软的小毛巾轻轻擦拭乳头皮肤，增加乳头表皮的坚韧性，避免以后哺乳时因宝宝的用力吸吮而造成破损。

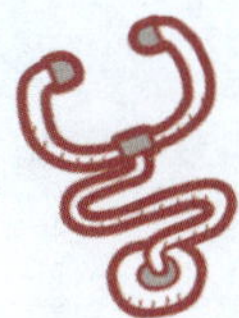

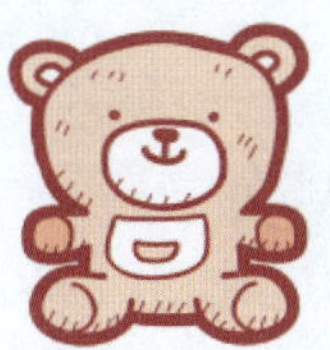

身体、口腔异味重

怀孕之后，孕妈妈的嗅觉会变得敏感，除了在意周围的异常气味和别人身上的异味之外，也会发现自己的体味和口臭变浓。这虽然对身体没有什么太多实质性的伤害，但会影响孕妈妈的心情。

体味变重

怀孕之后，内分泌发生很大的变化，雌激素和孕激素水平升高，加上孕妈妈的体温偏高，比较容易出汗，这就导致身体比较容易产生较浓重的异味，不太好闻。

口腔异味变浓

由于激素水平的大幅改变，导致孕妈妈免疫力容易下降，口腔内的状况也会改变。而且，孕 5 月，孕妈妈身体的血液量增加，血压变高，也容易导致牙龈红肿、受伤和口腔异味。如果牙龈肿了，食物残渣存留在牙齿间，可能会引发炎症，牙周病、龋齿等情况的发生率也会加大。如果不处理，怀孕期间牙齿问题可能会继续恶化。

缓解身体、口腔异味重的方法

- 放宽心情。孕妈妈要知道，很多身体上的异常症状，在产后都会慢慢消失，一般来说只要平时留意清洁、注意卫生，便没有太大问题。

- 穿着棉质、吸汗、宽松舒适的衣物，并注意勤洗澡，勤换衣物。切忌使用止汗露、香水之类的化学产品。

- 勤刷牙、勤漱口。口腔异味重的孕妈妈要勤刷牙、勤漱口，可以选择含植物成分的漱口水。

- 多补充镁、磷、维生素 D。这些营养素可以预防龋齿的发生，孕妈妈可适量补充。

- 做牙齿检查。对于有牙齿问题的孕妈妈，建议在相对稳定的孕中期进行牙齿检查和治疗，这样不仅能减少口腔异常，还能治好龋齿等牙科疾病，也就不用太担心将病菌传染给胎宝宝了。治疗前记得告诉医生自己已怀孕。

视力下降

在怀孕5个月左右的时候，一些孕妈妈可能会出现视力上的微小变化，比如视力下降，原有的近视度数加深等。这与孕妈妈体内激素水平的改变，以及孕中、晚期可能出现的水肿（角膜也可能会出现水肿）有关。

视力突然变差，孕妈妈可能会不知所措，而且这种现象可能会一直持续到孕中、晚期。不过，孕妈妈也不必过于担忧，孕期视力下降是不会对胎宝宝产生太大影响的。而且孕期视力的改变只是暂时的，如果孕妈妈在孕期注意保护眼睛，防止眼睛过分疲劳，并注意养成良好的眼部卫生习惯，在产后视力就会恢复正常。

预防和改善视力下降的方法

1 注意眼部卫生。不要用手或者不干净的纸巾去揉拭眼睛，以免造成细菌、病毒感染引发眼部的病变。

2 避免长时间用眼。连续近距离用眼时间不能太久，看书或者看电视、电脑40～50分钟后，要停下来闭目休息或者远眺3～5分钟，防止眼睛过度疲劳。

3 日常多保养。孕妈妈可利用休息的时候对眼睛附近的穴位进行按摩，每次按摩5～10分钟，可使眼睛附近的经络畅通，气血获得滋养。

4 饮食中注意补充对视力有帮助的食物。可多食用富含蛋白质、维生素A、钙、磷等对预防近视有帮助的营养素的食物，如胡萝卜、柑橘、红枣等。

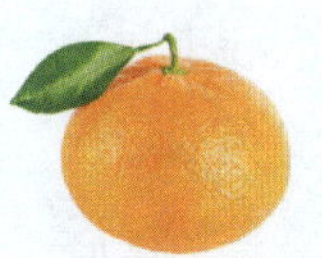

5 放弃隐形眼镜。孕前已习惯佩戴隐形眼镜的孕妈妈进入孕期就最好摘掉隐形眼镜。因为长期佩戴隐形眼镜加上孕期身体的特殊变化，容易出现角膜受伤、角膜溃疡等不利状况。如果必须戴眼镜，最好选择不会和角膜直接接触的框架眼镜。

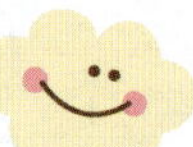

头晕、耳鸣

在孕中期，由于孕妈妈孕激素分泌量增加，容易造成黏膜肿胀而导致耳鸣、鼻子过敏、鼻塞等症状出现。由于子宫增大压迫大血管，很多孕妈妈还会出现头晕眼花的症状。低血糖、低血压、起身过快或过慢都会导致头晕发作，缺铁性贫血也会导致孕妈妈出现头晕、耳鸣的现象。

轻度头晕、耳鸣等现象通常会在分娩后得到改善。因此，只要不影响日常生活就不必太过担心。如果症状较轻，有时候自己按摩听宫穴就可以使头晕、耳鸣得到缓解，甚至消失。

孕妈妈的耳鸣如果是病变引起的，有可能是因为贫血、甲状腺功能亢进、糖尿病、各种感染引起的发热等，这些疾病不仅会使身体处于消耗状态而出现耳鸣和头疼，还会影响孕妈妈全身重要器官的功能和胎儿的发育，因此要尽早诊断并积极治疗。

腹部韧带疼痛

孕妈妈偶尔会感觉到腹部一阵阵抽痛，这是因为腹部韧带拉伸造成的。由于孕妈妈体重的增加和子宫的逐渐增大，子宫周围的韧带也会从原来的松弛状态转变为现在的紧张状态，特别是子宫前侧的一对圆韧带。这对圆韧带受到过度的牵拉，极容易出现牵引性胀痛或牵拉痛的症状。不过，这种疼痛并不会很严重。

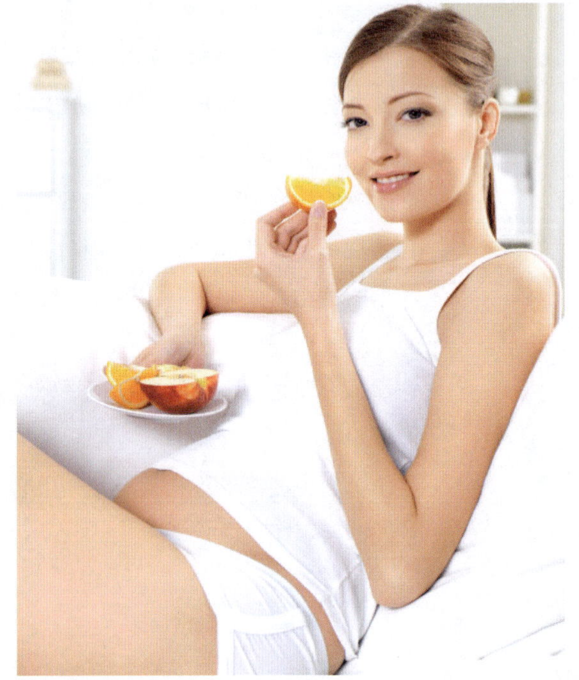

对于这种情况，孕妈妈不必过于介怀。随着胎儿的逐渐成长，孕妈妈的肚子会慢慢长大，这种情况是不能避免的，无须进行特殊的治疗。出现这种情况后，孕妈妈应注意保证充足的休息时间，避免工作过于劳累，疼痛就会得到缓解。虽然处在妊娠“相对安全期”，但毕竟肚子在慢慢变大，容易受到外来伤害的因素也变多了，因此，孕妈妈的起、卧、坐、行都要多加注意。

脚部肿胀、干燥

怀孕进入第5个月以后，身体的负担逐渐加重，身体重量都放在脚上，因此很多孕妈妈的双脚开始出现肿胀、干燥、疼痛等问题。这时一定要护理好双脚，因为随着孕程的进展，这种肿胀现象还会持续下去，甚至加重。

孕5月护脚不妨从以下几个方面进行。

- 每天用温水洗脚，水温以30～40℃为宜。温水洗脚可以洗去脚部污垢、角化脱落物及微生物，让血管膨胀，促进血液循环，同时也可以补充脚部皮肤流失的水分。洗完脚后可以涂抹一些足部润肤霜，滋润脚部肌肤。

- 坚持脚部按摩。双手轻轻按住脚部，以画圈的方式从上至下轻轻揉捏，按摩力度不要太大。按摩可以加速脚部血液循环，加强皮肤营养，也可以缓解脚部与腿部的浮肿现象。

一些水肿现象较为明显的孕妈妈还会发现，此时手指或手腕容易出现肿和麻的现象，有时候还会导致手很难握紧，特别在上午时症状比较严重。这是因为怀孕引起的浮肿发生在手腕周围的神经，使手腕和手指出现轻微麻痹的现象。分娩后自然会缓解，不用太担心。

头发易干、易断，出现掉发

怀孕后由于激素水平的变化，孕妈妈的头发也会发生很大的变化，可能会变得又浓又密，但也可能变得糟糕。孕妈妈此时可能会出现头发易干、易断的情况，而且头发也掉得多。

如果头发性质变化较大，需要更换洗发用品，选择更为温和、适合自己的洗发水。洗头时适当使用一些营养品质较高的护发素，可以起到营养发质、保护头发的作用。饮食中也要注意摄入一些对头发有好处的食物，如核桃、黑芝麻、畜禽瘦肉、新鲜蔬菜和水果等。如果掉发特别严重的话，最好去咨询专业医生。

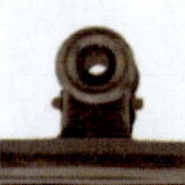

二、私人医生知心话：享受孕期好时光

现在的你，已经开始有了孕妈妈的风姿。随着孕中期情绪的逐渐平稳和不适症状的减轻，孕妈妈开始收获来自胎宝宝的感动，胎宝宝的每一个小动作都能让你感觉到幸福满满。此时，不妨静下心来，好好享受孕期的美好时光吧！

享受怀孕带来的额外好处

随着肚子的膨大，孕妈妈是不是已经能感觉到胎宝宝时常会像小鱼儿一样在腹中“游动”呢？怀孕以来，虽然总有诸多的不适和烦恼缠绕孕妈妈，但小宝贝带来的幸福感是怎么也无法忽视的，更不用说他还会带来很多额外的好处呢！

体验创造生命的幸福感

当一颗生命的种子在体内扎根，每一天，孕妈妈都和胎宝宝息息相关。虽然怀孕的过程有些辛苦，但是感受着胎宝宝在身体里一天天长大，那样的幸福感除了孕妈妈自己，谁也没法真切地感受到。有了这种幸福感作为推动力，孕妈妈会为了胎宝宝心甘情愿地约束自己的饮食和生活，不厌其烦地规划着产检日程和宝宝出生后的日子，只为呵护上天赐给自己的这份美好的礼物。

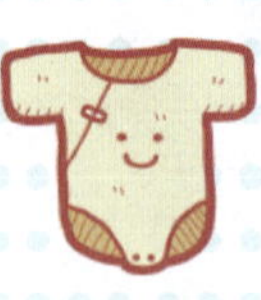

感受不一样的生活体验

怀孕似乎能提升孕妈妈的嗅觉，甚至味觉。当然，这样灵敏的嗅觉在怀孕初期可能会加剧晨起时的恶心感，到了后期，却会令孕妈妈倍加享受各种美味。孕妈妈和准爸爸的感情比以前更好了，他会承担起平时或许不怎么会搭手的家务，给予孕妈妈更多的陪伴和关心。孕妈妈的朋友，甚至是陌生人，都可能会更体贴照顾，比如会主动帮孕妈妈提东西。大多数人看到孕妇也会格外有礼貌和细心周到。孕期生活其实很美好，不是吗？

第一次感受到胎动

尽管第一次感受到胎动的时机和动作、顺序方面可能因人而异，但是也有很多感觉是大多数孕妈妈都会经历的。

感受到第一次胎动的时间

怀孕的次数越多，就越容易感受到第一次胎动。有过怀孕经历的孕妈妈可能在怀孕第16周就感觉到“第一次胎动”，这是因为她们的子宫已经对胎儿的动作有了“记忆功能”。不过，大多数第一胎的孕妈妈通常要到第18周以后才会感觉到胎动，也有一些孕妈妈在怀孕24周左右时才会感觉到首次胎动。

在感受到胎动的第1周，孕妈妈很可能是唯一能感觉到的人。到怀孕6个月左右，经常触摸孕妈妈肚子的准爸爸才会慢慢感觉到胎动。随着胎动的频率和强度增加，孕妈妈和胎宝宝的联系也更紧密了。

可能会有的感觉

最初感受到胎动的时候，由于胎宝宝的腿部骨骼和肌肉力量不够，孕妈妈可能只会有轻微被推动的感觉。有的孕妈妈把它比作“冒气泡”或“胀气”，有的说像小翅膀在扇动，有的说像小虫子在蠕动……去享受胎宝宝这些最初的微妙的小动作吧，用不了多久，它们就会渐渐升级，变成“拳打脚踢”了。

感受到胎动后可多做抚摸胎教

随着胎动的出现，孕妈妈的生活会更加充满乐趣，享受生活之余也千万别忘了肚子里的胎宝宝。孕妈妈可经常抚摸肚子，并在抚摸的基础上适当进行一些轻轻的触压拍打练习。先用手在腹部从上至下、从左至右来回抚摸，并用手指轻轻按下再抬起，然后轻轻地做一些按压和拍打的动作，给胎儿以触觉的刺激。

由于此阶段，胎动可能很微弱，孕妈妈不要灰心，一定要坚持有规律地去做。一般几周之后，胎儿就能听懂孕妈妈的语言了，会对触压动作开始有反应，比如身体轻轻蠕动、手脚转动等。

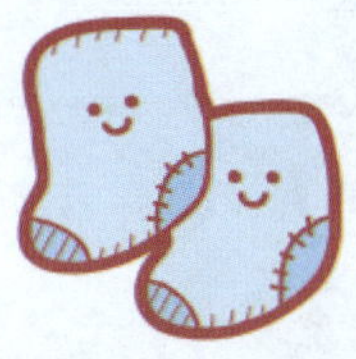

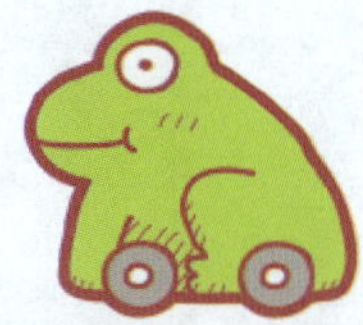

科普知识小讲堂：预防妇科疾病和感染

在孕期，孕妈妈身体上的任何不适都可能传染给胎宝宝，使胎宝宝的发育受到阻碍。怀孕 5 个月左右时，孕妈妈应谨防妇科疾病和病菌感染可能会带给胎宝宝的影响。

妇科疾病早察早防

细菌性阴道病

细菌性阴道病由阴道加特纳菌导致的一种性疾病，主要表现为白带稀糊状，且颜色呈现灰白色、乳黄色或黄色。细菌性阴道炎可导致胎膜早破、早产、产褥感染、绒毛膜羊膜炎等。

真菌性阴道炎

真菌性阴道炎能通过洗浴用具等渠道传播，能够导致早产、胎膜早破等。临床主要表现为尿频、尿痛、豆腐渣样白带等，但也有部分患者无明显的临床症状。

滴虫性阴道炎

滴虫性阴道炎是由阴道毛滴虫（多寄生在阴道、尿道中）引发的具有传染性的疾病，主要通过性生活、洗浴用具、厕所、游泳池等渠道传播。临床主要表现为白带呈脓性泡沫状、外阴瘙痒等。孕妈妈如果患有这种疾病，容易导致胎膜早破、流产、早产等。

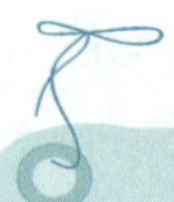

预防妇科疾病的措施

1. 定期做产前检查。检查应选择在正规的医院进行，必要时可以进行特定项目的检查。

2. 注意清洁卫生。在孕中期，孕妈妈的阴道分泌物会增加，如果不注意卫生，就很容易感染妇科疾病。

3. 注意性生活卫生。不洁性生活会增加妇科疾病的感染概率，这一点孕妈妈和准爸爸都需要特别注意。孕中期过性生活时应戴避孕套。

4. 及时就诊。孕妈妈一旦感到身体异常，如阴道分泌物异常，那可能是患上了阴道炎，要赶紧就医。

预防病菌感染

妊娠期间，孕妈妈应了解以下常见病菌感染的种类、途径等，以提高警惕、积极预防、保障自己和胎宝宝的健康。

泌尿道感染

微生物的存在和身体免疫力的下降都容易导致孕妈妈泌尿道感染。由于膨大的子宫及血管压迫到输尿管、膀胱等，也容易引起感染，这种感染若不及时处理甚至会累及肾脏。

孕妈妈若患有泌尿道感染，一定要及时到医院诊治，否则会影响胎宝宝的健康发育，严重时甚至会导致胎儿畸形、死胎。

寄生虫感染

寄生虫感染主要来源有阴道毛滴虫和弓形虫两种。其中，弓形虫较为常见。弓形虫是温血动物（如猫）身上特有的一种原虫。

在妊娠期间，感染上这种寄生虫病的人大多数没有明显的症状。孕妈妈不宜马上进行全身治疗，而应在医生的指导下首先进行操作便捷的局部药物治疗。

真菌感染

妊娠期间，孕妈妈体内的雌激素浓度上升，容易导致肝糖淤积在阴道壁，导致白念珠菌的大量繁殖。如果确诊为真菌感染，孕妈妈可在医生的指导下适当使用阴道塞剂，如果症状仍未缓解，应马上到医院诊治。在日常生活中，也应保持外阴的干燥和洁净，每天早晚各清洗外阴部 1 次。不建议使用专门的护理液清洗外阴，否则容易使阴道自身的酸碱平衡遭到破坏，从而诱发阴道炎。

预防妇科疾病的措施

孕妈妈平时应选穿宽松舒适的裤子或裙子，保持良好的透气性，千万不要捂得严严实实。

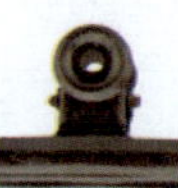

三、暖心爸爸这样做

丈夫的爱总能创造一种神奇的能量，这种能量能帮助减轻孕妈妈的不适，抚慰其情绪，并促进胎宝宝的健康成长。孕5月时，准爸爸可以陪孕妈妈一起做生活计划、学分娩知识、和胎宝宝说说话等，这些都能让夫妻感情倍增。

陪妻子一起“怀孕”

虽然孕妈妈的身体负担不算重，怀孕的美好感觉也让孕妈妈感觉心情愉悦，不过随着肚子越来越大，还是需要忍受一些不太舒服的感受。对此，准爸爸需要做的就是多陪伴孕妈妈，站在孕妈妈的角度做一些体贴的事情，这样能减轻孕妈妈的孕期压力和不适。

一起学习孕期知识

陪孕妈妈一起阅读孕期和分娩知识，不仅可以增加孕妈妈阅读的兴趣，准爸爸自己也能学到很多东西。通过阅读，夫妻俩都会更有准备和自信。

参与产前训练

在妊娠中期，很多孕妈妈差不多也要开始进行相关的产前训练，如呼吸训练（腹式呼吸法、深呼吸等）、盘腿练习等。而这时准爸爸也不应闲着，应该与孕妈妈一同进行产前训练。

分享妻子的感受

当肚子越来越大，孕妈妈越来越能感觉到“我真的怀孕了”的事实，有欣喜、有期待，或许还有点儿烦恼。准爸爸需要学会理解孕妈妈的心情，分享她的感受，陪她欢喜，解其忧愁。

生活小事担起来

生活上的照料会让孕妈妈觉得放松和舒服。因此，准爸爸不妨多承担一些家务吧，如果一起出去购物，那些沉重的购物袋，一定要主动拎起来。当然，如果准爸爸每天下班能早点回家，做上一顿晚饭，相信孕妈妈一定会更开心的。

陪妻子制订运动计划

怀孕5个月的时候，是孕妈妈感觉身心都较为舒适的时期，以前爱做的很多运动都可以再次提上日程。准爸爸不妨多抽时间，学习一些应该掌握的知识，比如陪孕妈妈一起制订一个详细的运动计划，既能锻炼身体，又能调节孕妈妈的情绪，还能提升夫妻感情。

制订计划前先了解这些

在制订计划前，准爸爸一定要先了解孕妈妈喜欢什么类型的运动，同时还需考虑到孕期可操作性。年龄、体力、运动习惯、运动经验等都要考虑到，这样才能科学评估运动的可行性和安全性，便于制订计划。

孕期运动计划最好在医生的建议和许可下进行。同时，准爸爸要知道，有你的陪伴，孕妈妈才会更有动力坚持下去。因此，制订运动计划的同时，一定要把自己算进去，最好能陪孕妈妈一起运动。

选择正确的锻炼方式

孕期运动方式的选择是很重要的。孕妈妈在孕 5 月时可以选择一些比较和缓的运动，比如散步、爬楼梯、游泳、孕妇瑜伽等。锻炼步骤包括热身运动、有氧运动、肌肉伸展、放松动作。每次活动前都要进行热身，比如散步、原地摇摆等轻微的运动。这样可以增加四肢的血流，温暖上、下肢的肌肉，在正式锻炼时不易受伤。运动结束时也要缓慢地放松，以松弛紧张的肌肉。

随着妊娠的进展，要适当调整运动量。如果刚开始进行锻炼，可每次进行 15 分钟的有氧运动，每周 3 次，然后逐渐增加到每次 30 分钟，每周 4 次。如果运动时气喘吁吁，说明运动得太剧烈了。在运动过程中，如果孕妈妈出现任何不适或发生异常情况，准爸爸必须调整计划，情况严重的话必须及时带孕妈妈去看医生。

对胎儿进行语言胎教

本月，胎动开始频繁起来，随着胎宝宝听觉、触觉、视觉等感觉器官的发育，胎宝宝现在已经能够听到并可以识别出妈妈或爸爸的声音，而且开始有了脑部的记忆功能。此时，准爸爸可以每天抚摸胎宝宝，对胎宝宝进行语言胎教。

胎儿在子宫内最适宜听中、低频段的声音，而男性的说话声音正是以中、低频段为主。因此，准爸爸每天坚持对子宫内的胎宝宝讲话，让胎宝宝熟悉并记住爸爸的声音，能够唤起胎儿积极活跃的回应，有益于胎宝宝的健康发育和父子间感情的交流，以及胎儿出生后智力及情绪的稳定。

具体与胎宝宝对话的方法

准爸爸可以让孕妈妈坐在宽大舒适的椅子上或是床上。

先由孕妈妈对宝宝说话，比如："宝贝，爸爸就在旁边，要不要听爸爸讲有趣的故事？"然后，准爸爸可以贴在孕妈妈的腹部，用十分轻柔、平静的语气开始与胎宝宝交流。比如："宝贝儿，我是爸爸，我会天天和你说话，告诉你好多好玩的事情。"

接下来，爸爸就可以静静地和胎宝宝说话了。话题最好是事先构思好的，比如一段优美动人的小故事、一首纯真的儿歌、一首内容浅显的诗歌。准爸爸可以和胎宝宝谈论自己的工作以及对周围事物的认识，用诗一般的语言、童话一般的意境，告诉胎宝宝外面这个美好的新世界。

对话结束时别忘了说一点结束语，给胎宝宝鼓励，比如："宝贝儿学习真认真，是个乖宝，今天就学到这儿，明天爸爸继续给你讲故事，再见！"

对话时多抚摸胎宝宝

在和胎宝宝对话时，准爸爸要经常抚摸胎儿。由于这一阶段胎动频繁，所以很多时候胎宝宝都会对爸爸的声音或讲述的故事做出一些回应。不过要注意，准爸爸要在孕妈妈情绪稳定、心情愉悦的时候抚摸胎宝宝，这样胎儿的情况也更稳定。

做贴心厨师

孕5月饮食要点

- 坚持高蛋白、低能量饮食。随着胎儿的脏器功能变得活跃，会从母体吸收大量营养，因此孕妈妈需要均衡地摄取营养，但绝不能暴饮暴食。尽量多摄取高蛋白、低能量的食物，如鸡胸肉、牛里脊肉、猪瘦肉等。
- 控制甜食的摄入量。怀孕5个月，孕妈妈可能会出现胃口大开、爱吃甜食的现象。这时需要适当控制，甜食摄入过多容易导致血糖的波动，影响孕妈妈的食欲，不利胎儿发育和孕妈妈健康。
- 适量食用坚果。坚果中富含蛋白质、脂肪、糖类、维生素、矿物质、不饱和脂肪酸等成分，可以调节血脂、改善视力、补脑益智，还能解馋。孕妈妈可每天适当食用，但不可过量摄入。

本月所需主要营养素与推荐食材

营养素	推荐原因	推荐食材	配图
钙	进入孕5月，胎儿的骨骼生长飞快，并开始出现牙龈的雏形，对钙质的需求剧增。补钙还能预防和缓解孕妈妈小腿抽筋、关节疼痛、牙齿松动等不适症状	牛奶、酸奶、黄豆、虾皮、鳕鱼、草鱼、西蓝花、菠菜等	
铁	这一时期，由于胎儿的发育，孕妈妈容易出现贫血。如果感觉有记忆力减退、头晕、心跳过快、手脚发凉、全身无力等症状，可以在医生的建议下适当补铁	鸡肝、蛋黄、红枣、黑木耳、牛肉、菠菜等	
维生素 A	孕5月是胎宝宝神经系统、面部器官和感觉器官发育的重要时期，适量补充维生素 A 可以预防胎儿发育不良或死胎，减少胎儿出生后患唇裂、腭裂等缺陷的概率	猪肝、胡萝卜、南瓜、蛋黄、西红柿等	

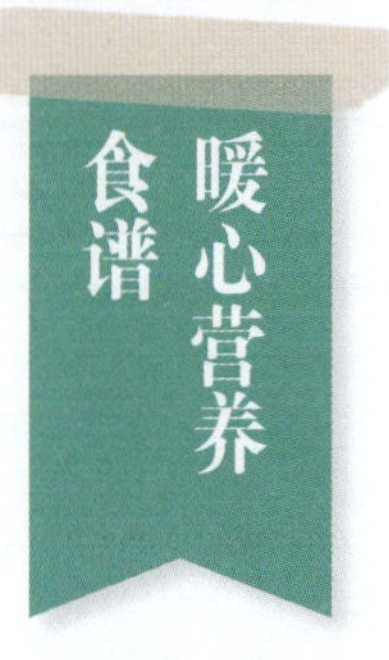

青椒炒鸡肉丁

原料：鸡胸肉 100 克，青椒 30 克，蒜头 4 个。

调料：盐 1 克，水淀粉 3 毫升，生抽、芝麻油、料酒各 4 毫升，食用油适量。

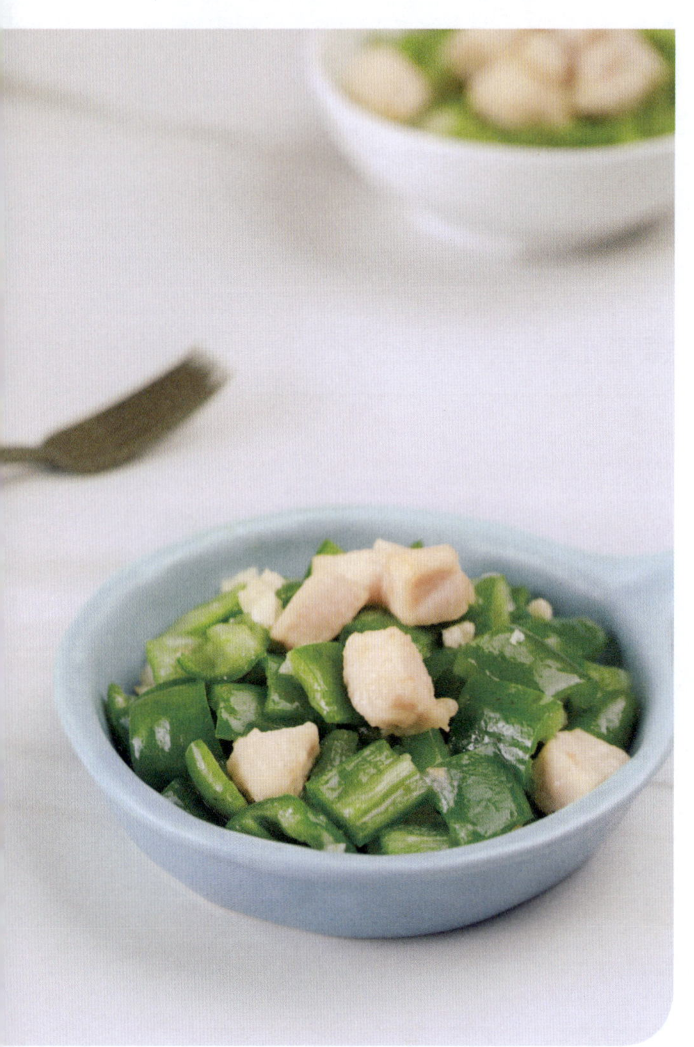

做法：

1. 将青椒切块，洗好的鸡胸肉切成丁，蒜头剁成末。
2. 鸡肉丁装碗，放入盐、料酒、水淀粉、2 毫升生抽，拌匀，腌渍 5 分钟。
3. 用油起锅，倒入一半蒜末，爆香，放入腌好的鸡肉丁，翻炒约 2 分钟至转色，盛出待用。
4. 锅置火上，放入芝麻油，倒入蒜末，爆香，倒入切好的青椒块，炒匀。
5. 加入微熟的鸡肉丁，翻炒半分钟，倒入剩余生抽，翻炒至食材熟透入味，盛出即可。

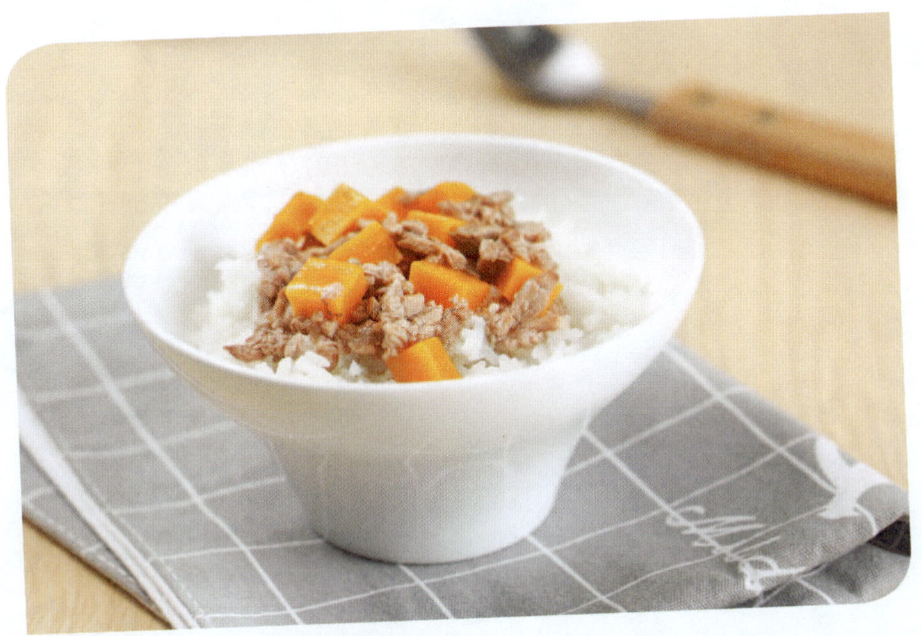

南瓜肉丁焖饭

原料： 去皮南瓜 80 克，猪瘦肉 50 克，水发大米 80 克，姜片 5 克，高汤 400 毫升。

调料： 盐、黑胡椒粉各 2 克。

做法：

1. 南瓜切成丁，洗净的瘦肉切成丁，待用。
2. 往备好的热锅中倒入高汤，煮至沸腾。
3. 往焖烧罐中倒入泡发好的大米、肉丁，加入煮沸的开水至八分满，拌匀。
4. 盖上盖，摇晃片刻，再静置 1 分钟，使焖烧罐和食材充分预热。
5. 打开盖，倒出水；加入南瓜、姜片，撒上盐、黑胡椒粉。
6. 再将煮沸的高汤倒入焖烧罐中至八分满。
7. 盖上盖，摇晃片刻，让食材充分入味，再焖 4 小时至食材熟透；打开盖，将做好的饭装入碗中即可。

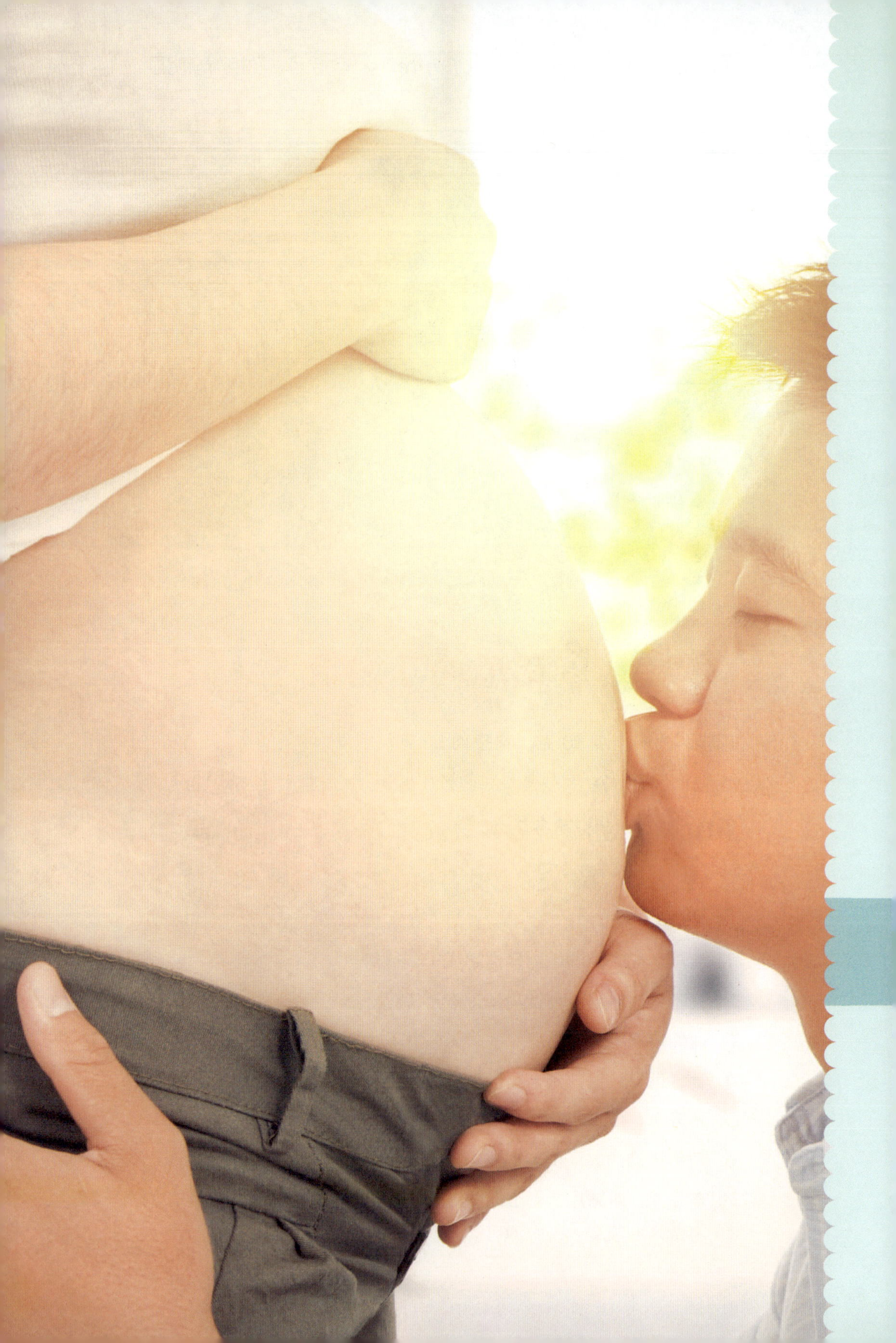

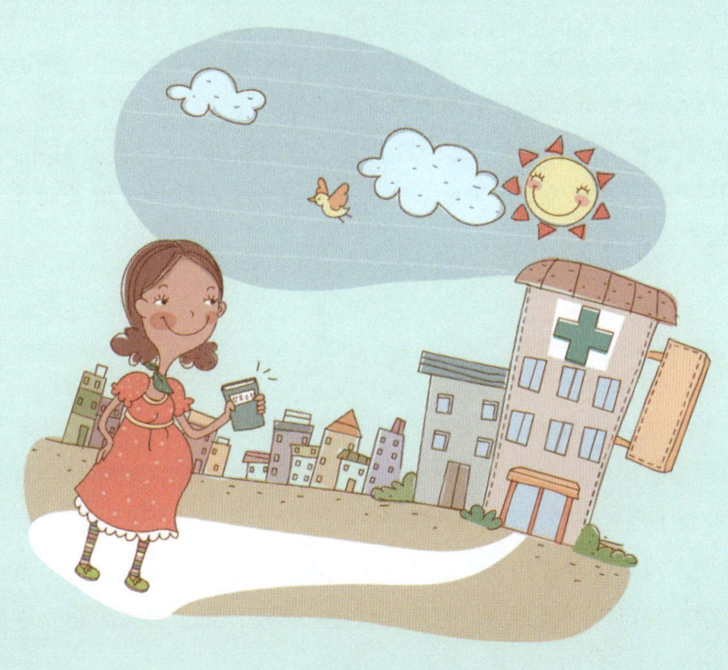

Chapter 6

孕 6 月，孕味十足的成就感

孕 6 月，胎宝宝将经历一次大规模的生长加速期，大约增重 450 克。随着胎宝宝的长大，准妈妈的身体所承受的压力也会加大，感受频繁胎动的同时会感到腰酸背痛、坐起和站立变得相对困难，行动也不方便。这时候就需要准爸爸给予准妈妈更多的关心和爱护，时不时给她按摩是不错的选择。

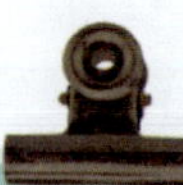

一、孕妈妈可能遇到的烦恼及应对方法

胎宝宝的成长越来越快，大部分孕妈妈都能感觉并“看到”胎动了。孕妈妈会幸福地感觉到一个小生命，真切地和自己身心相融。不过随着肚子的增大，一些孕期小烦恼也开始渐渐凸显出来，比如日益加重的浮肿、增长的体重，便秘和痔疮也开始出现了。

引人关注的“肚子”

从现在开始，孕妈妈的肚子真的大起来了，可能会有很多关于“大肚子”的烦恼。比如，当大家都能看出你是个孕妇了，身边的一些朋友或陌生人可能都会对着你的肚子评头论足，好像整个世界都要帮你孕育腹中的宝宝，“才6个月，怎么看着像快生了”“这是双胞胎吧，要多吃点营养才跟得上”“肚子圆圆的，是个女娃呢”……当听到这样的评论和建议，孕妈妈可以一笑置之。好的建议虚心接受，至于那些想要分享负面想法和体验的人，孕妈妈还需要保持警惕，不要受到影响。

不仅仅是评论，亲戚、朋友、同事，甚至是公交车上热情的大妈，看到孕妈妈肚子可能都会想要去摸。当然，这是一件喜事，你能够感受到大家对这个“肚子”的喜爱和欢迎，不过总有一种别扭的感觉，感觉自己成了一座会移动的“宠物乐园”。对于这样的情况，孕妈妈还是尽量放松心态吧，不妨当成大家对胎宝宝的喜爱，享受这种感觉。

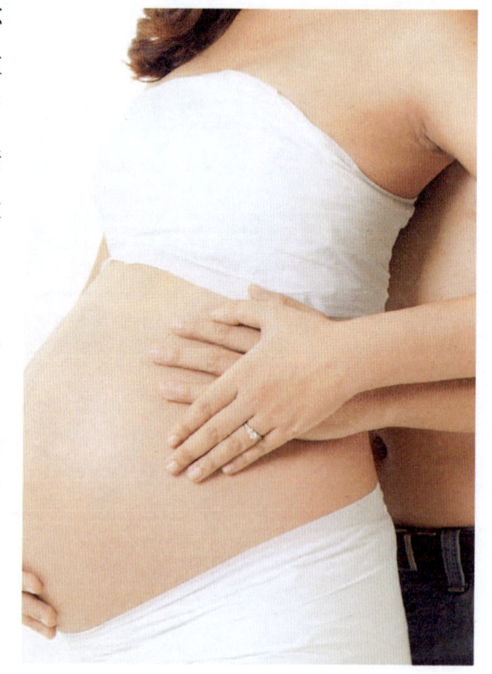

有些孕妈妈会比较介意肚子的大小问题，其实因为每一个胎宝宝的大小和孕妈妈的身材都不一样，肚子的大小和形状也是因人而异，只要医生检查下来没问题，一般就属正常。如果实在不放心，例行产检时不妨安排一次超声波扫描，以确定胎儿的发育是否正常。

腿脚抽筋

妊娠进展到此时，很多孕妈妈都会出现腿脚抽筋的情况，睡觉的时候甚至还会因腿脚抽筋而痛醒。腿脚抽筋多发生在孕中期，而且随着妊娠的进程，这种现象可能会越来越严重，给孕妈妈带来诸多的不适和烦恼。

引起腿脚抽筋的原因有很多。首先，因为体重的增加，会对腿和脚造成一定的负担而引起抽筋；其次，变大的子宫压迫血管，孕妈妈运动量不足或受凉等导致血液循环不良，都会引起腿脚抽筋。另外，到了孕中、晚期，孕妈妈的钙需求量大量增加，才能满足母体的钙储备需求和胎宝宝的骨骼生长需要，如果体内钙或镁（镁可促进钙的吸收）不足，孕妈妈就会发生抽筋、腰酸背痛等症状。

预防腿脚抽筋的方法

- 饮食多样化。多吃鱼、豆腐、芝麻、骨头汤等含钙量丰富的食物，每天喝一杯牛奶。
- 适当进行户外活动。天气晴好时多出门晒太阳，这样可以补充维生素 D，维生素 D 可以促进钙的吸收。
- 生活起居多留意。在身体允许的情况下，适度锻炼；多注意休息，避免长时间站立或走路；腿脚保暖要做好，平时穿着舒适的棉袜，尤其在寒冷的冬季，下身要多穿一些，避免感冒受凉和腿部血液循环不畅。
- 温水泡脚。每天睡觉前可以用温水泡脚，最好能泡到小腿肚以上，以促进血液循环，镇静安神，预防抽筋和失眠。平时腿脚寒凉的孕妈妈，还可以把生姜切片加水煮开后，用来泡脚。
- 热敷。每天睡觉前用湿热的毛巾热敷小腿，也可以使全身血管扩张、减少抽筋。
- 侧卧睡眠。睡觉时采取侧卧的姿势，并在膝关节处和下背部各垫上一个结实的枕头，这样做可以减轻腿部和背部压力，预防抽筋。
- 按摩腿脚。睡前让准爸爸帮忙按摩小腿肌肉。

缓解腿脚抽筋的方法

蹬直小腿

如果发生腿抽筋，孕妈妈要立刻蹬直小腿，保持腿部肌肉紧绷。如果身体不便，可以由准爸爸帮忙，将抽筋的那条腿的脚趾向后拉，以缓解抽筋产生的疼痛。

足部体操

取坐姿或卧姿。弯曲脚趾，然后把脚趾尽量拉向自己；伸展腿部，脚跟指向前方，脚趾向上；用脚趾画个圈，旋转整只脚和脚踝。

对墙俯卧撑

双手平放在墙上，身体稍稍后退，直到手臂可以完全伸展开。双腿伸直，两脚并拢平放在地板上；后背挺直，弯曲肘部，身体靠向墙。这时可以感觉到小腿肌肉被舒服地拉伸。

坐式腿部伸展

坐在地板上，把痉挛的那条腿向侧面伸直，脚尖上翘后弯，另一条腿自然弯曲，脚跟对着腹股沟；把抽筋的那条腿伸直，同时俯身向前去触脚趾，保持姿势几秒钟。注意不要勉强，以免腹部受到压迫。

健康小贴士

注意，要逐步伸展和运动。避免用力过度或间歇性地用力，那样只会加重抽筋，甚至会损伤肌肉。

腰酸背痛

肚子变得越来越大之后，孕妈妈常常会把背部弯曲，这样容易造成腰背部的负担。再加上生产时为了使宝宝能顺利通过骨盆，在激素的作用之下，会使骨盆与背部的关节放松，也会加重对腰背部的负担，导致腰酸背痛的现象。

孕中、晚期，孕妈妈出现腰酸背痛的现象很常见，要想完全治好有一定的困难，毕竟孕妈妈的肚子还在进一步长大。不过这些症状都是可以预防和缓解的。

预防腿脚抽筋的方法

- 矫正姿势。避免坐在太软或没有靠背的椅子上。坐在椅子上的时候，背部挺直，椅子坐满，腰部的负担会减轻。同时避免久站或久坐，只要坐或站了一段时间，就应该变换姿势。

- 适度锻炼腰、背等部位的肌肉。运动可以促进血液循环，改善肢体僵硬、麻木和酸痛的现象。比如游泳和孕妇体操等，可以使腰部肌肉柔软。

- 使用托腹带。使用布条式托腹带或束裤式托腹带支撑腰部，也是不错的选择。

- 适当泡澡。泡澡可以减轻身体压力，舒缓神经。腰背部疼痛时还可以用稍热的水进行冲洗。同时，还可以配合适当的按摩缓解。

肩膀僵硬

孕中期，乳房会长大，肩膀的负担加重，许多孕妈妈都会感觉到肩膀僵硬。而且，怀孕之后，孕妈妈会下意识地保护渐渐大起来的肚子，不经意间就会驼背，这也是造成肩膀僵硬的原因之一。

要缓解肩膀僵硬，要学会伸展肩颈，经常有意识地活动一下肩胛骨。比如，摆动手臂时，可以以肩膀为起点大幅转动，使左右两边的肩胛骨往中间集中，两手手肘紧接着向后延伸，然后两只手在身体前方交握，背部拱起伸展。另外，肩膀僵硬时，请准爸爸帮忙按摩相关穴位，舒缓效果会加倍。

便秘

便秘是很多孕妈妈的难言之隐。在怀孕期间出现的便秘，会因各个时期的特殊性而有所不同。怀孕初期的便秘是受到体内激素水平变化的影响所导致，而孕中、晚期出现的便秘，与胎盘激素的影响有关。由于胎盘激素的分泌，导致肠道肌肉放松，肠蠕动减慢，肠内容物滞留，便秘甚至痔疮都因此出现了。逐渐变大的子宫压迫到肠胃，也会阻碍肠道蠕动，引起便秘。此外，一些孕妈妈由于肚子渐渐变大，人也变得慵懒、不爱运动，这也是造成和加重便秘的原因之一。

孕期便秘，如果用药物治疗，很有可能对胎儿发育不利。因此，最好的改善方法是从生活方式入手，靠孕妈妈的坚持和毅力，采取预防为主、防治结合的方法进行。若便秘严重，上厕所时往往会用力过度而导致肛裂。若孕妈妈在上厕所时觉得有出血或不适，一定要赶紧去看医生，寻求合适的解决方法。

消除便秘的关键

- 养成定时排便的好习惯。每天都在同样的时间排便，即使刚开始没有便意，时间久了，身体和大脑都会顺应这样的习惯，一到固定的时间，大脑就会发出排便的指示。

- 每天早晨起床后先喝一杯温开水，可以刺激肠胃蠕动，增加粪便的含水量，粪便变得柔软，也更易排出。

- 调理好饮食。除了一天三餐要正常规律地饮食、补充足够的水分以外，还要有意识地摄入膳食纤维、乳酸菌等。比如每天适当吃一些五谷杂粮，新鲜蔬菜和水果要多吃，每天喝一杯酸奶等。

- 坚持运动。运动可以帮助促进血液循环和肠道蠕动。即使身体笨重，也最好在可承受范围内，每天坚持做一些轻松的运动，比如做些简单的家务、每天散步等。

尿频、尿失禁

一些孕妈妈在孕中期会出现尿频的症状，这是因为逐渐变大的子宫压迫到膀胱，导致支持膀胱的骨盆底肌群松弛而引起的。孕期尿频的现象会随着孕妈妈肚子的增大而持续，直至分娩。

一些症状严重的孕妈妈甚至还会出现尿失禁。打个喷嚏或笑得太厉害时，都可能出现尿失禁。有些孕妈妈尿失禁的情况，甚至在产后还会持续一段时间。这是生理方面的行为，无需太过在意。若实在担心，可随身携带专用护垫或替换用内裤备用，也可以通过孕期锻炼骨盆底肌来改善。至于锻炼骨盆底肌的方法，其实很简单。想象一下在小便的时候，尿到一半中途停止的感觉，然后将尿道收紧就可以了。

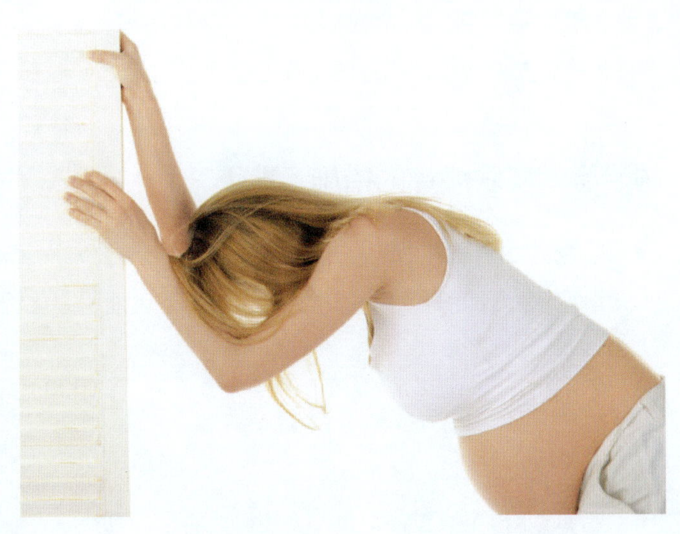

但不能因为担心尿频和避免尿失禁带来的尴尬，就憋尿或少喝水。憋尿容易导致膀胱炎，少喝水会导致便秘以及其他症状的出现。

肚子变硬

在孕中期，有时甚至更早一点，孕妈妈会发觉子宫偶尔会收缩1～2分钟。虽然这种收缩通常不会带来疼痛，但会让肚子变硬，有种“紧绷感”。

出现这种情况孕妈妈不要慌张，那是子宫在屈伸它的肌肉，在为以后的分娩“热身”。到了孕晚期的时候，这种收缩的频率会越来越高，强度越来越大，越来越像真正的宫缩，更会让孕妈妈感觉不舒服。

当孕妈妈感觉挤压感到来的时候，不妨练习在分娩课上学到的放松技巧，可以缓解不适，也可以为即将到来的真正宫缩做好准备。长时间保持同一个姿势，这种症状会频繁出现，需要多加注意；受到精神压力或外部压迫时，这种症状也会频繁出现，因此，孕妈妈要注意多休息，少去人多、拥挤的地方。

皮肤瘙痒

孕中期，不少孕妈妈会出现皮肤瘙痒的现象，并为此不知所措。妊娠期间出现皮肤瘙痒的原因与体内雌激素水平升高，使肝细胞内酶出现异常，胆盐代谢能力的改变，造成胆汁淤积有关。

发生瘙痒症时，有些孕妈妈症状较轻，只是感到皮肤稍有瘙痒；有的孕妈妈却是瘙痒难忍，导致坐立不安，非常痛苦。严重时甚至会出现黄疸、红色丘疹、风团块、红斑和水疱等，少数患者还会乏力、腹泻、腹胀。对胎宝宝而言，若胆汁淤积在胎盘，可使胎盘绒毛间隙变窄，胎盘血流量减少，孕妈妈与胎宝宝之间的物质交换和供氧量受到影响，可能引发早产、胎儿宫内发育迟缓甚至死亡。

防治孕期皮肤瘙痒的措施

- 避免过度抓挠。过度抓挠会使皮肤出现抓痕，表皮脱落出现血痂，时间久了会导致皮肤增厚、色素加深，继而加重瘙痒，甚至还可能引起化脓性感染。

- 注意卫生，保持皮肤清洁。不要穿着不透气的化纤内衣，避免进入湿热环境。经常换洗内衣、裤，保持个人卫生的清洁。

- 洗澡时水温不宜过高，也不要用碱性香皂使劲擦洗，否则会导致并加重皮肤瘙痒。

- 饮食中避免食用刺激性较强的食物，如辣椒、生大蒜、胡椒、生姜、海鲜等，以免加重瘙痒。

- 减轻精神负担。紧张、压力过大、焦虑不安等情绪会加重瘙痒症状，因此孕妈妈应尽量放松心情，把注意力放在其他事情上。

- 及时就医。孕妈妈如果自觉皮肤瘙痒，应该立即去医院找医生寻求帮助，医生会给出适当建议。同时，密切监测胎儿的情况，一旦出现异常，要及时采取相应的救治措施。

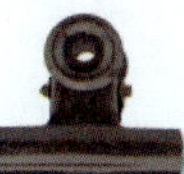

二、私人医生知心话：注意妊娠糖尿病

妊娠期的糖尿病分为两种。一种是妊娠前已有糖尿病的，称糖尿病合并妊娠；另一种为妊娠前糖代谢正常或有潜在糖耐量减退，妊娠期才出现糖尿病，称为妊娠糖尿病（GDM）。糖尿病孕妇的临床表现复杂，对母婴均有较大危害，必须引起重视。

妊娠糖尿病发病原因

妊娠糖尿病是临床常见的并发症之一。确定怀孕后，若发现有不同程度的糖耐量减低或明显的糖尿病症状，不论是否需要用胰岛素或者仅用饮食治疗，也不论分娩后这一情况是否持续，均可认为是妊娠糖尿病。发生妊娠糖尿病的原因有以下几种。

- 激素异常。怀孕之后，孕妈妈体内的内分泌系统会发生很大变化，激素的分泌水平会变得很高。人胎盘催乳素、甲状腺激素、类固醇等虽对胎儿有利，却对母亲体内的胰岛素有拮抗作用，如果孕妈妈的内分泌失调，就可能有患上糖尿病的危险。怀孕第 24 ～ 28 周是这些激素的高峰时期，也是妊娠糖尿病的常发时间。
- 遗传因素。种族、地区和家族病史对产妇是否患糖尿病也有一定影响。据统计，每个大洲、每个人种和每个国家，孕妇患妊娠糖尿病的比例是不一样的，如果再将人口进行细分，这一数据可能会更有代表性。同样，有家族病史的孕妇患病的可能性更高。不过，经济、环境、文化程度等因素都有可能对此结果产生影响。
- 体形肥胖。肥胖与长期的生活习惯、饮食习惯有关。肥胖者体内的脂肪细胞肥大，对胰岛素的敏感度较低，这就加重了胰岛的工作负荷，久而久之胰岛会被累垮，血糖自然无法得到有效控制。女性在怀孕后吃得太好，控制不住体重，容易患上糖尿病，本身就肥胖的女性更是如此。
- 高龄怀孕。年纪越大，怀孕期间血糖高的可能性越大。

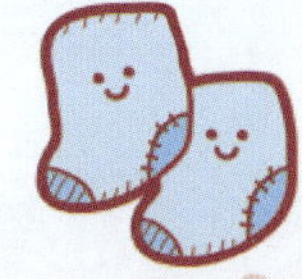

如何预防妊娠糖尿病

准妈妈患有妊娠糖尿病，可使生育率降低、流产率升高、妊娠高血压综合征发生率升高、产科感染率增加。对胎儿来说，畸形、巨大儿、宫内发育迟缓、红细胞增多症、新生儿高胆红素血症、低血糖等病症的发病率都会增高。因此如何防治妊娠糖尿病对于孕妈妈来说非常关键。

预防妊娠糖尿病的措施

注意饮食

一次进食大量食物会造成血糖快速上升，若准妈妈空腹太久，也会容易产生酮体，因此，建议少量多餐，将每天应摄取的食物分成 5 ～ 6 餐。不过要避免晚餐与隔天早餐的时间距离相距过长，睡前可适量补充点心。

不吃淀粉类并不能控制血糖或体重，正确的做法是尽量避免食用含有蔗糖、砂糖、果糖、葡萄糖、冰糖、蜂蜜、麦芽糖等的含糖饮料及甜食，尽量选择纤维含量较高的未精制主食，更有利于血糖控制。

孕中、晚期每天需要补充蛋白质的量各为 80 ～ 85 克、85 ～ 100 克，应从蛋、牛奶、深红色肉类、鱼类及豆浆、豆腐等黄豆制品中补充蛋白质。

多摄取高纤维食物，如以糙米或五谷米饭代替白米饭，增加新鲜蔬菜、水果的摄取量等，这些都可以帮助控制血糖。

一日三餐千万不能用水果代替，就算胃口不好，也尽量吃一些主食。虽然孕妇要注意控制体重，但不能因此影响到能量的摄入。随着孕期的发展，胎儿对能量的需求会逐渐变大，供给跟不上会影响胎儿的生长发育。

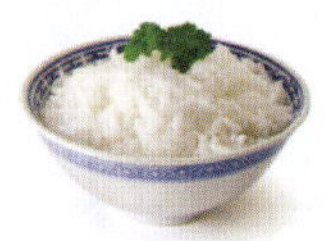

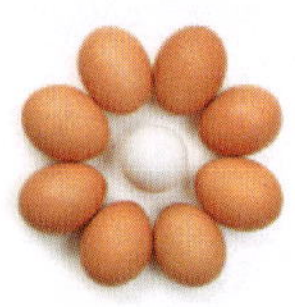

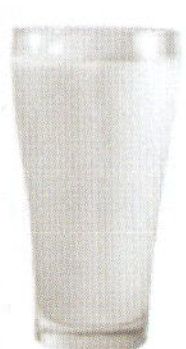

加强锻炼

不论血糖是否过高，怀孕之后都应该坚持锻炼，对母体和胎儿的健康非常有好处。虽然怀孕期间血糖过高的现象在分娩后会慢慢恢复，但是步入中老年期，患上2型糖尿病的概率却比一般孕妇高上不少，运动能够帮助控制血糖稳定，预防再次患病。不过准妈妈的运动量不宜过大，并且最好在有人陪同的情况下外出运动，随身携带一些能量高的小零食，感到头晕时立即服用，防止体力透支。

勤做产检

总的来说，高血糖致使胎儿畸形的现象发生在孕晚期。在受孕后6～7个月时，不要忘记去医院做血糖筛查，事先和医生约定检查时间，问清楚检查前的注意事项，如需不需要空腹等。平时的产前检查也要勤做，因为一些症状的出现暗示了孕期糖尿病的发生，比如羊水过多。

妊娠糖尿病的治疗方法

- 饮食疗法。绝大多数糖尿病孕妇通过饮食都能很好地调控血糖，认真听取医生的食疗建议，不能吃的食物坚决忌口，对于病情较轻的高血糖孕妇很有效果。
- 胰岛素治疗。在饮食调理无用的基础上，医生会决定是否需要注射胰岛素来降低血糖。不过，注射胰岛素和饮食调理是要同时进行的，准妈妈们不能以此为借口又开始百无禁忌。
- 监护配合。定期做与妊娠糖尿病有关的母婴检测，根据医生的要求做及时的反馈与自测，有了这些第一手资料才能让医生的治疗更加有效。

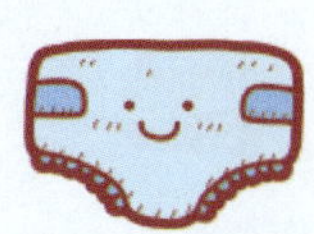

科普知识小讲堂：身体逐渐笨重，注意日常姿势

孕6月，准妈妈的腹部越来越大，身体逐渐笨重起来。下腹部隆起更为突出，腰部增粗开始明显，显露出一个典型孕妇的体型。宫高接近20厘米，子宫底已达脐上1～3横指。由于子宫增大、加重，准妈妈的体态会渐渐发生这样的变化：脊椎向后仰、身体重心向前移，别人一眼看去就知道是一个孕妇。因为孕妇可能对自己的身体变化还不太习惯，会容易出现倾倒。此时，孕妇一定要注意自己的重心，任何动作都要小心一些。

坐姿

尽量选择有靠背的椅子，后背靠在椅背上，椅背给腰背部以支撑，减轻脊柱的压力。还可加一个靠垫。准妈妈坐着时双腿应平放，双腿交叉会妨碍血液循环。

起床先翻身

起床时先将身体翻向一侧，然后用手肘支撑上半身的重量，再靠双手支撑坐起，伸直背部，最后将双脚放在地上站起来。

站姿

两脚稍微前后分开，重心放在足心附近，这样不容易疲劳。若长时间站立，隔几分钟就要把两腿的前后位置交换一下，把体重放在伸出的前腿上，这样可以降低疲劳感。

行姿

抬头，伸直脖子，挺直后背，绷紧臀部，好像把肚子抬起来似的保持全身平衡地行走。要一步一步踩实了再走，防止摔倒。

下蹲取放东西的姿势

拾取东西时先屈膝，蹲好后再拾，不能直接弯腰拾取，把要拿的东西紧紧地靠住身体，伸直双膝拿起。将东西放在地上时，同样不能采取不弯膝盖、只倾斜上身的姿势，注意不要压迫肚子。

上下楼梯的姿势

不要弯腰或过于挺胸腆肚，只要伸直背就行。要看清楚楼梯，一步一步地慢慢上下，踩稳后再移动身体，如有扶手，一定要扶着走。

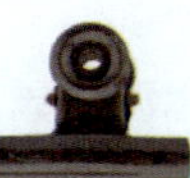

二、暖心爸爸这样做

孕6月，准妈妈的腹部隆起更加明显，活动更加不便，容易感到疲劳和腰痛。准爸爸要细心留意准妈妈的行动安全，让她多多休息；还要准备营养丰富的食物，为准妈妈提供更多的营养。

陪妻子上分娩课程

随着妻子怀孕月份的增大，她难免会产生一些心理压力，对分娩过程中的疼痛有一种莫名的恐惧。恐惧会使人紧张，而紧张有可能加剧疼痛。这时候，如果准爸爸能陪伴妻子一起去上个分娩课程，从科学的角度看待分娩过程，扫除认识中的盲点就会好很多。

分娩课的目的在于使准爸爸和孕妈妈在心理和实践经验上做好提前准备。准爸爸可以向产科医生或助产士咨询一下在哪里可以参加分娩课的培训，尽早提前预约，以便能参加进程适合的课程。分娩课通常设在医院、妇产科诊所、计划生育中心，一些职业人士也提供私立课堂，他们通常是助产士或理疗医师。预定时应该问清课程的形式，有的是系列讲座，有的是可以参与的互动讨论，有些则手把手地教授孕妇呼吸和按摩技巧，还有些是鼓励大家分享对于怀孕和分娩的感受，或者是放松地躺在柔软的绒布豆袋椅上向陌生人敞开心扉，准爸爸可以和妻子一起选择适合的课程形式。

帮妻子做按摩

进入孕中、晚期，孕妈妈的负担日渐加重，腰酸背痛等身体的不适可能随时困扰着她们。这时候，准爸爸学会一两种按摩的技巧来帮助孕妈妈放松身体就很有必要了。

背部按摩

孕妈妈跪在床上或地板上，头和胸部舒适地轻贴枕头，并且在小腿和臀部之间垫上枕头，以免影响血液循环。

按摩时，准爸爸将左手平放在孕妈妈的左肩部，沿脊柱左侧按压，缓慢下移至左臀部。在拿开左手之前，将右手平放于孕妈妈的右肩，以同样的方式按压脊柱的右侧，直至右臀。左右两侧交替进行。按摩时，要随时询问按压的力度是否合适。

接着准爸爸用两个拇指在脊柱两侧做旋转按压，一个椎骨接着一个椎骨地缓慢进行。在孕妈妈的背部下方，准爸爸用整个手掌较大幅度旋转的方法按摩臀部。

足部按摩

孕妈妈坐在椅子上，伸出一条腿，放在垫有软垫的凳子上。准爸爸屈膝蹲在孕妈妈的前方，一手轻托孕妈妈的脚后跟，另一只手从脚踝到脚趾依次按压，重复 3 ～ 5 分钟。

下一步，准爸爸用手指按压孕妇的脚趾间，然后握住脚后跟，使孕妇的脚趾向上弯曲，再用拇指在脚掌进行旋转按压。如果按压正确，孕妈妈不会感到脚痒。

陪伴妻子做产前检查

孕 6 月的产检与前几次的内容差不多，都要测量宫高、腹围，进行血常规、尿常规检查。除此之外，还要做糖尿病筛查、胎位检查。产检是见证胎宝宝生长发育的关键时刻，准爸爸此时应该陪伴在妻子身边，且应该参与其中，而不是仅仅做个旁观者。准爸爸陪同产检可以做到以下几点。

- 做好妻子的贴身护卫，帮妻子背包，适时地关心妻子是否需要喝水或者吃点东西。

- 由于医院常常人满为患，准爸爸就要充当“排队机器”的角色，让妻子不用辛苦排队。

- 产检后有任何不懂的地方，都应该及时向医生咨询。

- 医院吵闹的环境常常让人焦躁不安，如果妻子心情急躁，准爸爸应该多加安抚，不要让妻子陷入负面情绪。

做贴心厨师

孕6月饮食要点

- 科学进补。这一时期进补的原则应该是缺什么补什么。首先应了解孕期对各种营养素的需求，主要是能量、蛋白质、脂肪、微量元素和维生素的增加量，再根据孕妈妈自身情况有针对性地进补。
- 补充营养要适度。营养素的摄入并不是多多益善，因为各种营养素之间存在着协同或抵抗的作用。例如，钙和磷的摄入比最好是1 ：2，任何一种过量，都可能会影响其他种类的吸收。
- 不宜多吃冷饮。孕妇的肠胃对冷热刺激很敏感，多吃冷饮会使胃肠血管突然收缩，胃液分泌减少，消化功能降低，从而引起食欲不振、消化不良、腹泻，甚至引起胃部痉挛，导致腹痛。
- 晚餐不宜多吃。有些孕妈妈白天忙忙碌碌，到了晚上则大吃特吃，这对健康是很不利的。晚饭后，人的活动毕竟有限，晚间人体对能量和营养物质的需求量并不大，特别是在睡眠的时候。因此，晚餐宜少，以清淡稀软为主，这样有利于消化和睡眠，还可为胎儿正常发育提供条件。

本月所需主要营养素与推荐食材列表

营养素	推荐原因	推荐食材	配图
脂肪	孕5月之后，胎宝宝的大脑进入发育高峰期。脂肪是构成脑组织极其重要的营养物质，此时必须重视优质脂肪的摄入	大豆油、菜籽油、香油、猪油、奶类、蛋类、坚果类、豆类、海鱼、海虾等	
碳水化合物	碳水化合物是胎宝宝新陈代谢所必需的营养素。胎宝宝在孕中期会消耗掉孕妈妈更多的能量来长身体，因此，维持碳水化合物的足量供应很重要	大米、小麦、玉米、燕麦、红薯、土豆、芋头、山药、甘蔗、甜瓜、西瓜等	

暖心营养食谱

虾仁汤饭

原料： 白萝卜 180 克，秀珍菇 55 克，菠菜 35 克，虾仁 50 克，稀饭 90 克。

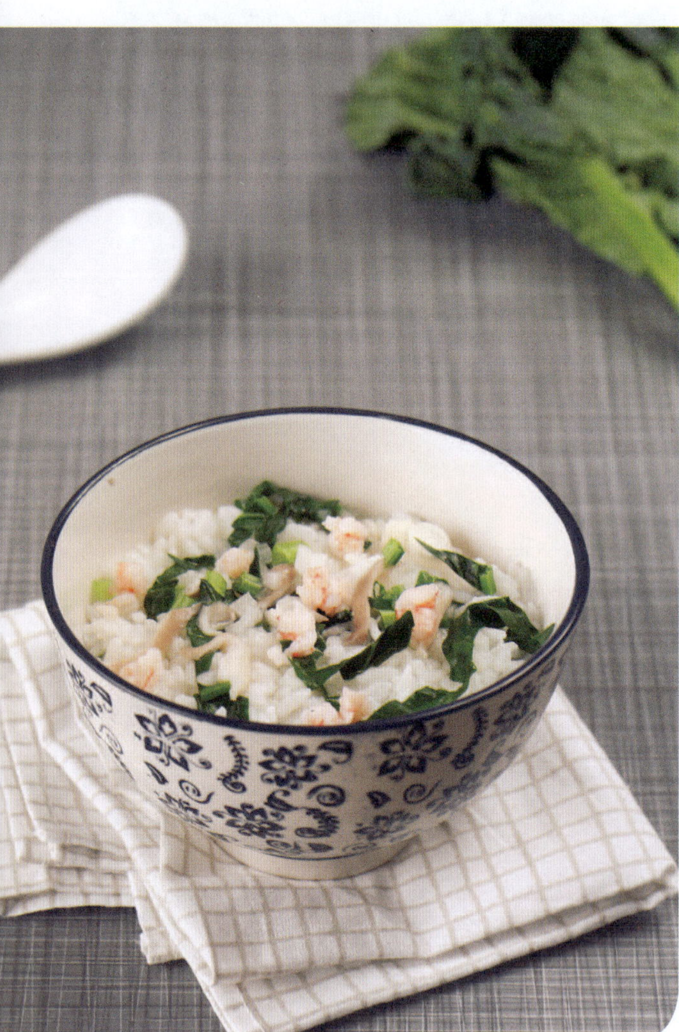

做法：

1. 洗净的菠菜切碎。
2. 洗好去皮的白萝卜切成薄片，再切成细丝，改切成粒。
3. 洗净的秀珍菇切成碎末。
4. 洗好的虾仁切片，剁成泥状，备用。
5. 砂锅中注入适量清水烧热，倒入备好的白萝卜、秀珍菇、虾仁。
6. 放入稀饭、菠菜，搅拌匀。
7. 盖上盖，煮开后用小火煮约 20 分钟至食材熟透。
8. 揭开盖，搅拌均匀，关火后盛出煮好的汤饭即可。

扫一扫・轻松学

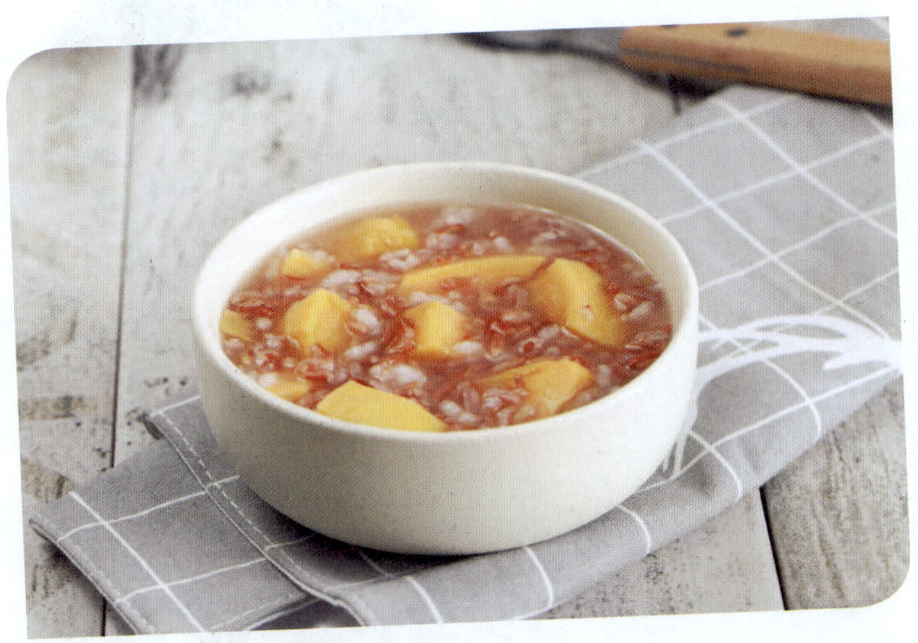

红薯紫米粥

原料： 水发紫米50克，水发大米、红薯各100克。

调料： 白糖15克。

做法：

1. 砂锅中注入适量清水烧开，倒入水发紫米、水发大米。
2. 放入处理好的红薯，拌匀。
3. 加盖，大火煮开转小火煮40分钟至食材熟软。
4. 揭盖，加入白糖，拌匀调味。
5. 关火后盛出煮好的粥，装入碗中即可。

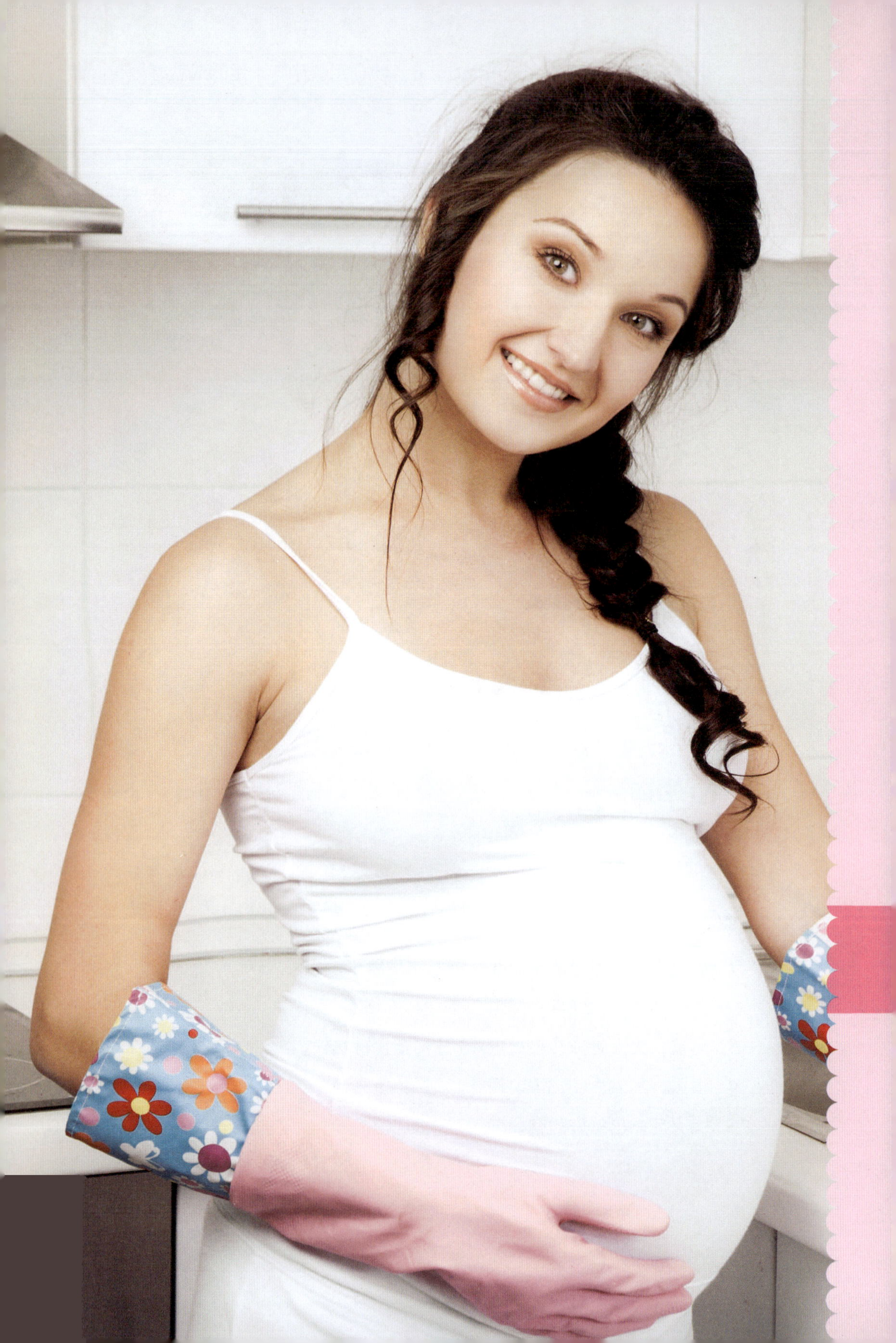

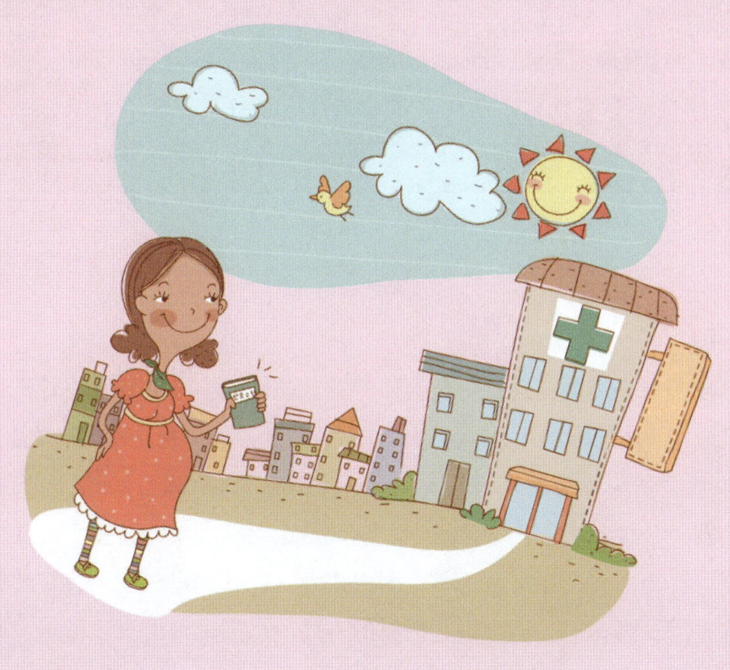

Chapter 7

孕7月，痛并快乐着的日子

随着胎宝宝变大，他会以各种方式让你知道他的存在。你可能会被打在肋骨上的重拳弄醒，宝宝此时会不断提醒你，他正在经历快速生长期，随着体重加倍、四肢加长，需要更多空间来伸展。准妈妈这个月要注意控制体重，不要吃得过多，还要保持平稳的心态，丢掉那些不必要的担心和紧张，这样更有利于胎宝宝的成长。

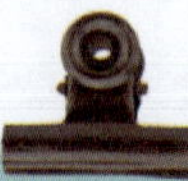

一、孕妈妈可能遇到的烦恼及应对方法

这个月孕妈妈会感觉到刚解决一批旧烦恼，又迎来一批新烦恼，但不必太过担心，这些烦恼都是孕期常见的，只要找到应对的策略，并进行调养，孕期是不会出现什么大问题的，因此孕妈妈要摆正心态积极面对挑战。

耻骨联合疼痛

本月随着孕妈妈身体的变化，可能会使得骨盆前段的中央部分两块骨头和中间的纤维软骨性的组织区域产生疼痛。为了缓解疼痛，首先要了解产生这种疼痛的原因。

未怀孕的女性两块耻骨的正常距离为 4 ～ 5 毫米，怀孕后，为了让胎宝宝有更多的生长空间和利于分娩，人体内的松弛素和孕激素这两种激素会使韧带松弛，造成耻骨之间的距离变大。当两者的距离在正常范围内扩大时，孕妈妈一般不会有感觉，而当耻骨之间的距离大于 9 毫米时，就会引起严重的疼痛。出现这种情况应尽量采取措施减轻疼痛，并在产前告知医生。

减轻耻骨联合疼痛的措施

1 日常生活中要注意多休息，不管是运动，还是起床或走路，动作幅度都要尽量小，因为动作幅度过大会造成疼痛加剧。睡觉时放一个枕头在双腿中间，可减轻疼痛；孕妈妈要穿鞋底较为柔软的鞋，以防因重心不稳而加剧疼痛。

2 站立时，两腿要对称地站着，尽量不要做使双腿持续分开的动作，比如大跨步走，如果一定要分开双腿时，应慢慢地移动，还要防止摔倒。

3 当耻骨疼痛难忍时，可准备一个冰袋冷敷于耻骨区，还可以让家人帮忙做下背部按摩来缓解症状。

4 坐下休息时，尽可能挺直后背，并在背后放一个舒服的腰枕，让腰部有一个支撑物，以减轻压力。孕妈妈平时还要避免提重物，出门时少拿东西。

心悸

心悸是一种以呼吸局促，或有心慌为主要症状的疾病。在这个月里，不少孕妈妈都不时会产生这种感觉，通常会影响孕妈妈的情绪变化。

心悸产生的原因

1. 血液供养能力不足。这个月生长速度加快的胎宝宝和孕妈妈的身体都需要更多的血液来供给氧气和营养，孕妈妈需要比孕前多约1500毫升的血容量。如果血液不足，孕妈妈就容易产生贫血，从而导致血液的供养能力不足，造成心悸。

2. 心脏压力增大。血液需求量的增大加重了孕妈妈心脏的负担，为了把更多的血液运送到各器官，心脏要更快速地工作，伴随每次的跳动，心脏流出的血液会比平时多30%，因此，会有心在“怦怦”跳的感觉，尤其是活动量大时，心脏的工作量会更大。此外，孕期孕妈妈的心肌会产生代偿性肥厚，心腔会扩大许多，也会造成心脏负担加重、心跳加快。

3. 肺部受到挤压。为了给孕妈妈提供足够的氧气，需要加速呼吸来获得氧气，使肺部的容量也增加了，而子宫的扩张会对肺部造成挤压，可能使人感觉呼吸局促，这也是造成心悸的原因之一。

预防心悸的对策

- 适当运动。适当运动可以减少心悸的发生，但运动不能太激烈，否则会加重心脏的负担而导致心悸发生的次数增加。如果孕妈妈在运动过程中身体有不适，应立即停止，并好好休息。
- 注意休息。孕妈妈需要保证睡眠质量，作息时间要有规律，促进身体的新陈代谢。当发生心悸时应延长休息时间，避免劳累，减轻心脏负担。
- 补充营养。对于气血不足而引起的心悸，孕妈妈应该多吃含铁等营养物质的食物，补气血，满足孕妈妈的供血需求，增强免疫力。
- 必要时就医排除病变。孕妈妈如果自觉心悸较为严重，或经过调整改善的，应及时就医以排除其他病变。

胃部灼烧感

孕 7 月后，子宫的不断增大会使胃部遭到挤压，容易造成胃酸反流，造成食管、胃部有灼烧感，晚上更容易发生。

孕妈妈的上胃部或胸骨下会有温热或灼烧的感觉，而且这些症状会随着孕妈妈站立、起身或躺下等姿势而加剧。在孕期，大约有半数的孕妈妈会产生这种症状，孕前就有此症的女性在孕后也会增加发生率。只要采取正确的防治方法，是可以减轻胃部不适的。

胃部烧灼感的防治

1 调整饮食。应坚持少食多餐的原则，避免饮食过饱，也不可在吃饭时喝大量水或饮料，以免造成胃部膨胀，而导致胃酸反流。尽量少喝咖啡、浓茶等会使食管松弛的饮料，不要吃辛辣、太酸、油炸等食物，以免加重胃部负担，也要少吃能够产生气体的食物，如甘薯、南瓜等，因为容易产生胃胀。胃部有灼烧感的孕妈妈睡前可以喝一杯热牛奶，可有效缓解症状。

2 进食后不宜立即躺下，否则容易使胃酸反流到食管，吃完饭尽量坐着或站立，使食物进入胃部底层后再躺下，一般应在吃完饭 2 个小时后再躺下比较适合。睡觉时可以多垫几个枕头，让头部处于高位，防止胃液反流。

3 不要太过肥胖。由于孕期激素的改变，使括约肌变得松弛，可能会造成胃部酸性食物反流到食管，如果孕妈妈太肥胖，还会使食管下端的括约肌功能变得更弱。因此，孕期控制体重是十分有必要的。

4 宜穿宽松的衣服。白天和晚上都应穿着宽松而舒适的衣服，以免衣服过紧而使腰部和腹部有压迫感，从而挤压到胃部，使胃液流出。

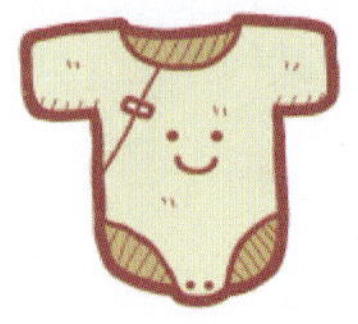

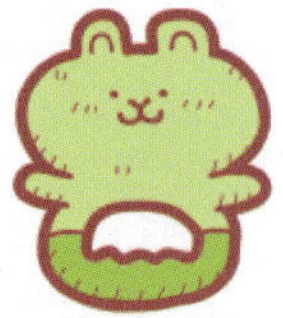

坐骨神经痛

坐骨神经痛在这个阶段很常见，随着怀孕月份的增加，孕妈妈身体承受的压力，很容易引起这种症状，但随着胎宝宝体位的改变，这种疼痛也会消失。

坐骨神经痛主要是因为增大的子宫加重了背部负担，压迫到下背部的坐骨神经，使坐骨神经承担过大的压力而引发疼痛。此外，孕期孕妈妈内分泌的改变，会使得关节韧带变得松弛，使腰部的稳定性减弱，再加上子宫的压力，从而造成腰椎间盘突出并压迫到坐骨神经，引起疼痛，还有可能引起水肿等症状。

坐骨神经痛的防治

- 按摩或热敷疼痛部位。当孕妈妈发生坐骨神经痛时，可以让家人按摩疼痛部位，或者用热毛巾、热水袋等敷在疼痛处，可减轻疼痛感。平时还要注意保暖，尤其是夏天，不可将空调温度调得太低。

- 尽量避免剧烈运动。剧烈运动会增加孕妈妈腰背部的压力，而压迫到坐骨神经，引发疼痛。做瑜伽或散步等运动时，也要注意运动量，不要产生劳累感，注意劳逸结合。

- 减轻腰部负担。生活中不可搬重物，不要做弯腰动作，可以采用下蹲的姿势代替，或让家人帮忙，以免腰部损伤。

- 注意睡姿。孕妈妈睡觉的时候尽量采取侧卧，减少仰卧，可以不断变换睡姿。睡觉时可以在膝关节下面垫上枕头或者较软的垫子，可帮助血液回流，减轻疼痛。

- 不宜长期保持同一姿势。孕妈妈长期坐着或躺着，缺乏运动会增加患病的概率。患病的孕妈妈久坐和站立过久也会加重病情。坐的时候如果有疼痛感，还可以在腰部、背部或颈部后侧放上靠垫，这样可有效缓解疼痛。

- 补充营养。平时可适当补充钙、维生素等营养素，增加骨骼的承受力，减少患病率。

痔疮

孕期患有痔疮的孕妈妈非常多，主要是因为孕期盆腔内的血液供应增加，变大的子宫会压迫静脉，使血液回流受阻，造成肛门周围的静脉丛发生淤血等症，从而形成痔疮。

引起孕期痔疮的原因

1. 孕期不良的如厕习惯是引发痔疮的重要原因，如下蹲和大便时间过长，容易造成肛门直肠内淤血而引发疾病，大便时用力过猛也容易引起此症。

2. 孕期出现腹泻和大便秘结均是痔疮的重要致病原因，因此，有以上两种症状时，应及时采取措施。

3. 如果孕妈妈长期营养不良，体质虚弱，就会导致肛门括约肌松弛无力，造成便秘，也容易引发痔疮。孕妈妈挑食，导致蛋白质、纤维素等摄入过少，营养不均衡，以及不爱喝水等，都能影响排便，进而造成痔疮等肛门和直肠疾病。

4. 如果之前有过便秘或痔疮的孕妈妈，在这一时期会进一步加重。因为此时血液循环和肛门括约肌收缩力都大不如从前，如在之前就出现这种状况，应及早预防。

孕期痔疮的预防

1 预防便秘。为了排出体内毒素，减少患病的概率，孕妈妈每天都应该适量饮水，早上起床后可以空腹喝一定量的水，促进排便，养成每天定时排便的好习惯。平时喝水时也可以加点蜂蜜，能够润肠通便。孕妈妈可以多吃一些富含膳食纤维的新鲜蔬菜和水果，促进肠胃的蠕动，不宜吃姜、葱、胡椒、辣椒等对肠胃刺激较大的食品，以防产生便秘。

2 不宜久坐。孕妈妈久坐的危害多，如果长时间坐在沙发等质地较软的座椅上，会加剧肛门周围的淤血程度，造成血液回流更加困难，从而也更容易患上痔疮。

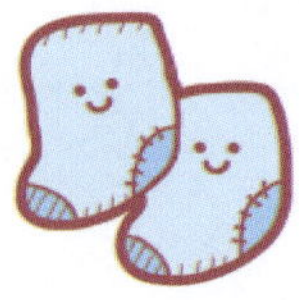

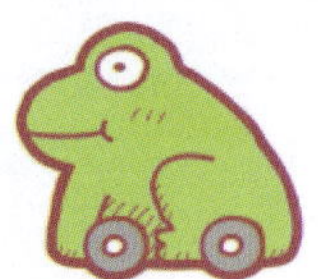

3 做提肛运动。孕妈妈可以有意识地并拢大腿，利用呼吸收缩肛门括约肌和放松肛门，减轻肛门附近静脉的压力，预防痔疮的产生。当孕妈妈感觉肛门部位不舒服时，应该增加练习的频率。

孕期痔疮的处理

1. 不宜进行手术。在平时，痔疮可以通过手术进行切除，但是孕期情况较为特殊，如果在手术过程中大量出血，会危害到孕妈妈和胎宝宝的安全。因此，一般要等到分娩后才能进行彻底治疗。

2. 用药物缓解痒痛症状。孕妈妈患有痔疮后，肛门周围会有痒痛感，当肛门膨胀时，偶尔还会出现少量出血的症状。孕妈妈可以在医生的指导下用坐药或膏药等来治疗痒痛症状，这样对身体的危害小，又可有效缓解局部症状。

3. 及时清洗。患有此症时，尽量不用蹲坑的方式排便，排便时间不宜过长，以免发生感染。排便后可以用湿纸巾代替一般的卫生纸轻轻擦拭，不可用力。当发生瘙痒时，也可用温水坐浴，既可以清洗肛门，又可以使血管扩张，促进肛门局部的血液循环，缓解症状，一般泡上几分钟即可，时间不宜太长。如果有痔疮脱出的情况，应及时用干净的纱布进行清洗，并将其轻轻推回原处，如有必要还应在肛门口用多层纱布加以固定。

水肿

造成孕期水肿的原因有多种，这也是孕期常见的症状。当症状较轻时可以通过饮食和适当锻炼得到缓解，如果情况严重，应尽快去医院检查和治疗。

孕期水肿产生的原因

1. 孕妈妈孕期的血容量比孕前大大增加，也使得毛细血管的通透性增加，尤其是患有妊娠高血压综合征时，会使全身小动脉痉挛而造成毛细血管缺氧，使血管内的液体成分渗出血管，积聚在组织间隙中造成水肿。

2.孕妈妈在孕期营养不良，当缺乏蛋白质等营养物质或吸收不良时，就容易引起水肿。

3. 孕期随着子宫的不断增大，使骨盆内压力增高，从而使下肢静脉血流受到影响，也可能引起下肢水肿。

4.受孕期内分泌影响，孕妈妈的肾小管增加了对钠的吸收，从而使体内水钠潴留，引起水肿。

应该及时就医的水肿

水肿一般都会出现在孕妈妈的腿部，也有可能会出现在全身。一天的不同时段，身体水肿的部位会发生改变。孕妈妈产生正常的水肿时，体重增长是正常的，而且血压和尿检也是正常的。当水肿引发妊娠高血压等疾病时，则要引起重视。腿部水肿不断恶化，按压水肿部位会留下明显的小坑，且抬高腿也无法减轻症状时，应该及时就医。严重的水肿还会伴发头疼、视力模糊等症状，需要就医。

水肿的防治

1

饮食要合理。患有水肿的孕妈妈饮食要清淡、少盐，因为食盐过多，会加重水钠潴留，更容易出现水肿或加重水肿的症状。孕妈妈可适量饮水，排出体内多余的盐分，但不可过量。孕妈妈每天都应吃新鲜蔬果，补充维生素和蛋白质等，提高身体免疫力，促进新陈代谢，有利于解毒、利尿。患有水肿的孕妈妈不宜吃难以消化和容易引起胀气的食物，如果引起腹胀，就会造成血液回流不畅，从而加重水肿。

2

注意休息。增加卧床休息的时间，以改善下肢血液回流的情况。不要长时间站立或久坐，以免阻碍腿部血液循环，孕妈妈可以不时屈伸双腿来增加腿部的血液循环。坐着或平躺的时候也可以通过抬高双腿和双手来减轻水肿的症状。睡觉的时候尽量不要采取仰卧姿势，以免子宫压迫血管，阻碍血液循环。

3

运动可减轻症状。适当的运动可增加血液循环，并减轻水肿的症状，比如说散步可以促进小腿肌肉的收缩，而使静脉血顺利地返回心脏；适当的游泳能够活动四肢，促进手臂和双腿的血液循环。此外，孕妈妈还可通过睡前适当的按摩来缓解症状，促进血液回流。

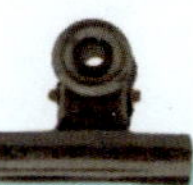

二、私人医生知心话：科学养胎不发愁

孕妈妈肚子一天天变大，由于子宫压迫内脏器官，身体会出现一些新的不适症状，为了使孕妈妈的身体更加健康，可以提前了解这个月可能发生的不适症状，加强生活护理，避免生病和加重身体负担。

肾结石不可不防

孕期肾结石在众多孕期问题中比较容易被忽视，其实肾结石在孕期的发病率也很高，如果不及时治疗可能会对顺产有一定的影响。

肾结石产生的原因跟孕妈妈的内分泌有很大的关系，这是因为孕期新陈代谢加快，使肾盂、输尿管的排尿功能出现异常，造成尿流变缓、变滞，从而引发肾结石。子宫的增大会对输尿管产生一定的压迫，使输尿管产生一定的扩张和积水，可能引发肾结石，尤其是右肾的位置偏低，更容易受到压迫导致患病。

一般来说，肾结石的危害不大，轻微的症状对胎宝宝不会造成影响，但有些患者会出现腰腹部疼痛或肾绞痛。如果患病后处理不当，病情加重则可能会造成尿路系统感染，出现尿频、尿痛或尿急等症状。因肾结石引发肾炎或肾积脓时，可能出现寒战、全身发热等症状，对孕妈妈和胎宝宝有一定影响。为了防止引发其他疾病，孕期对肾结石不可不防。

肾结石的预防

适当活动

孕期适当运动可预防多种疾病，对促进肾盂和输尿管的蠕动作用大，可以防止子宫长时间对输尿管造成挤压。运动还可释放压力，减少人体内酸性物质的沉积，从而预防结石的形成。

适量喝水

孕妈妈要养成每天适量饮水的习惯，喝水有利于排尿，可使尿液中的结晶物排出体外。有轻微肾结石的人在夜间也要适当饮水，因为夜间输尿管的蠕动速度减缓，尿液分泌也少，很容易产生结石。

不要偏食

平时不应偏食，饮食要均衡一些。易引发肾结石的食物不可过量吃，如菠菜、红薯等，多吃富含膳食纤维的蔬菜水果，促进肠道蠕动，防止结石产生。

孕妈妈应避免肥胖

孕7月，孕妈妈和胎宝宝体重会快速增长，也是各种妊娠期疾病的高发期。因此一定要注意将体重保持在正常范围内，以免因超标而引起疾病，危害到母婴的身体健康。

孕妈妈肥胖容易使盆腔内堆积大量的脂肪，减弱生产时肌肉的力量，并有可能造成子宫收缩乏力，引起难产。如果孕妈妈肥胖引起胎宝宝生长过大，也会造成顺产困难，在生产过程中孕妈妈和胎宝宝都容易受到损伤。孕期胎宝宝吸收的营养是有限的，孕妈妈超重后很大一部分脂肪是长在自己身上，这就加大了产后恢复的难度。

孕妈妈过度肥胖，行动更为不便，还易引发妊娠高血压综合征，导致胎盘早剥、心脏病、脑溢血、产后出血等一系列并发症，严重影响孕妈妈和胎宝宝的身体健康。肥胖还是造成孕期糖尿病的重要原因，可能因此导致巨大儿、畸形儿等。

预防肥胖的方法

防止营养过剩

孕妈妈要防止每日各种食物摄入过多，尤其不要过量食用含糖类和脂肪量过高的食物，不可吃油炸等能量很高的食物。不可暴饮暴食，应控制每餐的进食量，采取少食多餐，不可盲目补充营养素。

注意饮食搭配

饮食应多样化，营养要均衡，荤素搭配要合理，饮食宜清淡，不要过于油腻，防止摄入过量的脂肪。

运动是必要的

孕妈妈每日食物的摄入量比平时多很多，吃得也更好，如果不适当进行锻炼，就会导致脂肪堆积，从而造成肥胖。孕妈妈可练习一些简单的瑜伽动作，或在饭后散步来消耗掉多余的脂肪。

预防妊娠高血压

妊娠高血压多发生于初产妇或多胞胎，以及有过家族史的人群中。妊娠高血压的治疗较为困难，因此预防显得更为重要。

控制饮食

● 不要摄入过量钠盐。饮食不当是引起此病的重要原因，孕期不要吃太多含钠盐高的食物，比如腌制品、罐头等，孕妈妈每日摄入钠盐的量应控制在 3 ～ 5 克，超过这个量，患高血压的风险就会增加。

● 控制脂肪的摄入。脂肪是孕妈妈必需的营养素，但摄入过量容易引发高血压。孕妈妈应减少动物脂肪的摄入，可以用植物油代替动物油，并且素菜与荤菜的摄入量应均衡。

● 加强营养补充。孕期营养缺乏者、低蛋白血症患者和严重贫血者患上高血压的概率更大，因此，孕期摄入适量蛋白质、叶酸、铁等营养素对预防高血压有一定的作用。

控制体重

孕期孕妈妈体重超标更容易患上高血压，在这个阶段孕妈妈体重会加速增长，如果不加以控制，就会造成肥胖，严重影响到身体健康。

做好产检工作

孕期定期体检可以观测血压的状况，如果血压有所升高，可以通过治疗及时调养好。长期不进行产检的孕妈妈，到患上高血压时，通常都难以治疗。在孕中、晚期时，孕妈妈应每周观察血压、体重和尿蛋白的变化，当有症状发生时要及时就医。

治疗原发病

妊娠高血压的病因之一是孕妈妈在孕前就患有高血压，到了孕期症状会更为明显。这种症状在孕早期就会出现，到了孕中、晚期会加重。有患高血压家族史的人，孕期也容易患高血压，因此，在孕前就应加强预防，孕后也应加强监测。

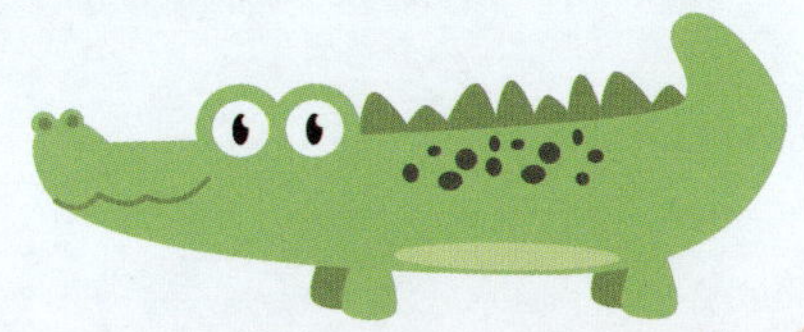

科普知识小讲堂：患心脏病孕妈妈的孕期护理

怀孕后，孕妈妈的心脏负担会加重，特别是孕前就患有心脏病的孕妈妈心脏的不适症状会更加明显，为了不危害到孕妈妈和胎宝宝的健康，孕期应做好护理工作。

本月孕妈妈的血容量增加达到一个高峰，心脏的压力也增大许多，如果护理不当，可能会造成胎宝宝慢性缺氧，影响其正常的生长发育。严重的心脏病还有可能导致孕妈妈发生心力衰竭，一旦发生这种情况，可能会引起孕妈妈死亡或胎宝宝早产、胎死宫内等。因此，有严重心脏病的女性不建议妊娠。

患心脏病孕妈妈的护理方法

- 做好产前检查。据调查发现，经常进行产检的患心脏病孕妈妈发生心力衰竭和死亡的概率要大大低于不进行产检的患心脏病孕妈妈。患有心脏病的孕妈妈从孕早期开始就要定期做产检，观察心脏的变化。到了本月，应遵照医生的指示，加强产检，次数也应更为频繁，一般每周要去医院检查1次。

- 注意饮食调养。合理的饮食是缓解病情的重要方法。患心脏病孕妈妈的饮食宜清淡、易消化而富有营养，吃饭时还应控制食量，不可过饱，防止因肥胖而加重心脏负担。多吃新鲜蔬菜和水果，补充维生素和钙等营养素，控制脂肪的摄入。如果有轻微水肿，还应控制盐分的摄入。

- 保持心情舒畅。心情不好，对心脏的危害很大，尤其是孕期长期情绪低落，会大大增加患心脏病孕妈妈发生意外的可能性。患心脏病孕妈妈平时要安排好日常工作和生活，保证充足的睡眠时间，每天可休息10个小时左右，避免过度疲劳，尽量控制情绪，减少发怒，尤其不要过度激动，以免心脏难以承受。为了减轻身体负担，在此时应该减少工作或不工作，好好休息。

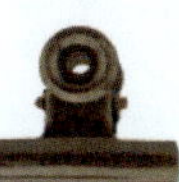

三、暖心爸爸这样做

孕7月，孕妈妈的身体变得笨重，胎宝宝的发育速度还在加快中，准爸爸除了要关心孕妈妈的饮食起居和情绪，还可增加胎教的内容，加强与胎宝宝的交流，尽最大的可能让胎宝宝感受到爸爸的存在。

带妻子一起进行自然陶冶胎教法

对于久居城市的孕妈妈而言，在周末或者是准爸爸有空闲时，一起走进大自然，呼吸新鲜空气，感受大自然的美丽，可使孕妈妈放松身心。

欣赏大自然的美

随着孕妈妈肚子越来越大，外出的机会也会变少，准爸爸可趁此机会带着孕妈妈去郊外欣赏风景，或者去公园散散步。大自然的美景可以让孕妈妈联想到一些美好的事物，有助于胎宝宝健康成长。

改善孕妈妈情绪

当孕妈妈看到美丽的景色时，可以得到一定的休息，心情变得更好，尤其是即将进入孕晚期，孕妈妈变得焦虑时，这种好心情可以释放身心的压力，而这种积极的情绪也会传递给胎宝宝，让胎宝宝分享妈妈的快乐。

布置宝宝房间

本月开始就可以布置宝宝房间了，孕妈妈行动不便，准爸爸应该承担所有的力气活，孕妈妈也可以参与其中，一起享受其中的乐趣。

婴儿房的选择

宝宝房间应宽大且光照充足。新生婴儿每天有大部分时间都在睡觉，选择一个适宜宝宝生长发育的卧室颜色，不可以刺激宝宝的视觉神经。宝宝房间的色彩应以清爽、明快和欢快的感觉为主，比如说淡蓝色、浅粉色、乳白色等，不宜用太深沉和复杂的颜色，如大红色、橙色等刺激神经系统，使人产生兴奋感，也容易使人疲劳的颜色。房间不要放置太多电器，以免产生辐射，涂料和家具要环保，不可使用含有害物质的材料。

婴儿用品的选择

婴儿床、衣物等用品也要提前准备，特别是对于身体状况不太好的孕妈妈而言，以防早产等意外情况发生。婴儿床的选择必须严格符合安全标准，如床上栏杆之间的距离不能太大，以防宝宝将头伸出去等；尽量选择木质的婴儿床，床的装饰不用太复杂，以免影响宝宝的活动。根据孕妈妈预期生产的季节购买宝宝的衣物，直接接触皮肤的衣服宜选择柔软且透气性较好的棉质面料，可买宽松一点的，以防宝宝有点胖，也利于婴儿发育。

在生活上给妻子更多照顾

准爸爸在生活中不仅要分担孕妈妈的精神压力，还应在生活细节上对孕妈妈进行无微不至的照顾，让孕妈妈在一个温暖且愉快的家庭氛围中度过孕期生活。

提醒孕妈妈该记住的事

孕妈妈容易健忘，经常记不住刚做过的事情，或者记不得打算要做的事情。准爸爸可以为孕妈妈做一份备忘录或表格，让孕妈妈将需要记起的事情记下来。准爸爸也应将家里的钥匙、钱包等放在固定的位置，并时常提醒孕妈妈这些东西放在哪。在日常饮食中，准爸爸可以准备一些营养丰富的食物，让血液能够将更多的氧气带到孕妈妈的大脑，减少健忘的发生。

必要时搀扶孕妈妈

孕妈妈肚子变大后会挡住向下看的视线，行走时经常看不到自己的脚，尤其是在上下楼梯时，如果重心不稳很容易发生意外。如果准爸爸陪在孕妈妈的身边，必要时可搀扶着她行走，在身体和心理上给孕妈妈安全感。

做贴心厨师

孕7月饮食要点

- 多吃健脑的食物。孕7月，胎宝宝的神经系统正在逐步完善，大脑的发育速度也明显加快，皮肤与生殖器官的发育处在重要阶段，还要适当多吃对胎宝宝大脑发育有利的营养物质。
- 坚持低盐、低脂饮食。本月孕妈妈容易产生水肿，准爸爸在做饭时要尽量少放盐，食材要新鲜，不要准备容易腹胀的食物，应选用利尿和易消化的食物。为了预防高血压、糖尿病等疾病的发生，还要坚持低脂饮食、清淡饮食，并控制体重的增长。
- 少吃酸性食物。为了预防和缓解胃部的不舒适，孕妈妈不可多吃酸性食物，以免在睡觉或休息时引起胃酸反流，增加身体负担。

本月所需的主要营养素和推荐食材列表

营养素	推荐原因	推荐食材	配图
蛋白质	本月是高血压等疾病的高发时期，适当补充蛋白质可以预防这些疾病的发生	牛奶、鱼、鸡蛋、大豆、瘦肉、牛肉、豆腐、核桃等	
卵磷脂	卵磷脂是大脑细胞膜健康发育所必需的营养素，是重要的益智营养物质，可满足本月胎宝宝大脑发育的需求，防止大脑发育迟缓	大豆、山药、黑木耳、玉米油、花生、芝麻等	
钙	胎宝宝的增大使得孕妈妈骨盆承受的压力不断增加，适当补钙可以有效缓解骨盆、耻骨等部位的疼痛	猪骨、鸡蛋、虾、海带、牛奶、芹菜、胡萝卜等	

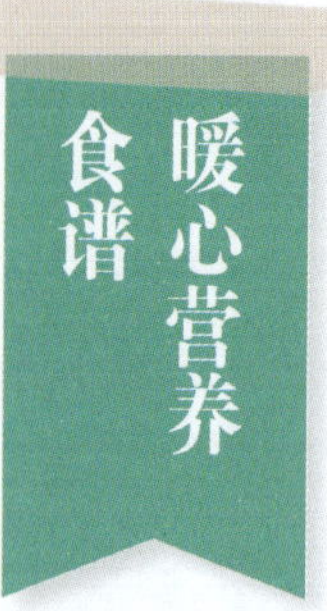

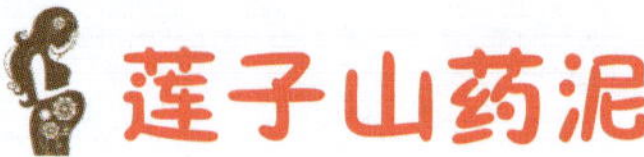

莲子山药泥

原料： 熟山药 200 克，熟莲子、红豆沙馅各 25 克，酸梅酱 45 克，葡萄干 15 克。

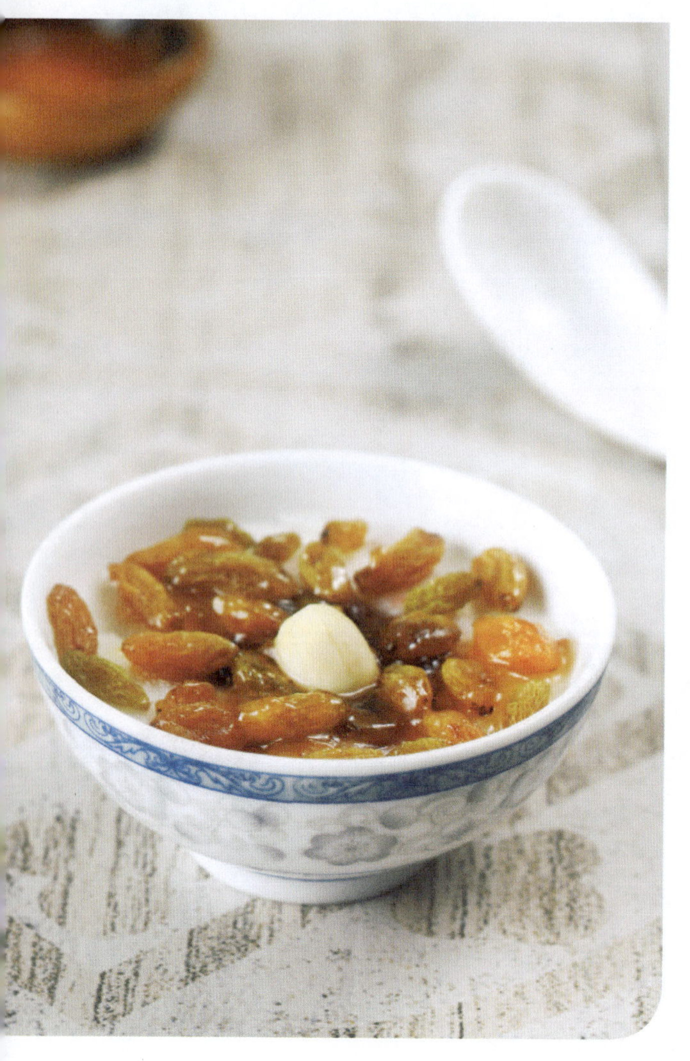

做法：

1. 熟山药放进保鲜袋中，使用擀面杖擀成泥，待用。
2. 将山药泥放入备好的盘中，中间挖个洞。
3. 放入红豆沙，将洞盖住。
4. 放入莲子、葡萄干。
5. 再浇上酸梅酱。
6. 放入蒸锅，盖上盖子，蒸 10 分钟。
7. 揭开盖子，取出盘子即可。

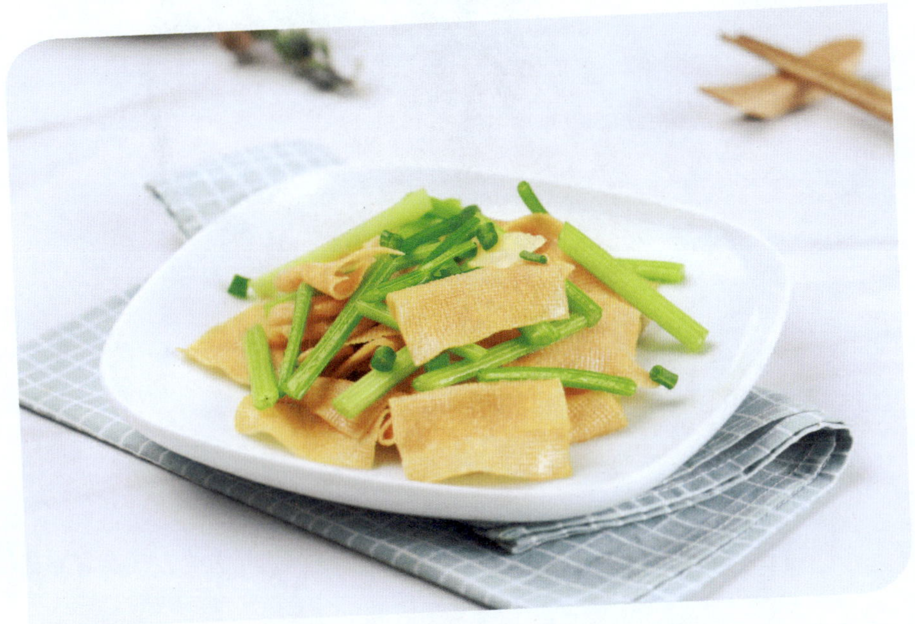

芹菜豆皮干

原料： 豆皮110克，芹菜100克，蒜末、姜片各少许。

调料： 盐、鸡粉各2克，胡椒粉3克，食用油适量。

做法：

1. 洗净的芹菜切段，洗好的豆皮切块。
2. 热锅注油，烧至五成热，放入豆皮。
3. 炸约4分钟至两面呈金黄色，关火后捞出沥干油，待凉备用。
4. 将炸好的豆皮切成小段，待用。
5. 用油起锅，放入姜片、蒜末，爆香，再倒入芹菜段，炒香。
6. 放入豆皮段，炒匀，注入适量清水，加入盐、鸡粉、胡椒粉。
7. 翻炒约3分钟至入味。
8. 关火后盛出炒好的菜肴，装入盘中即可。

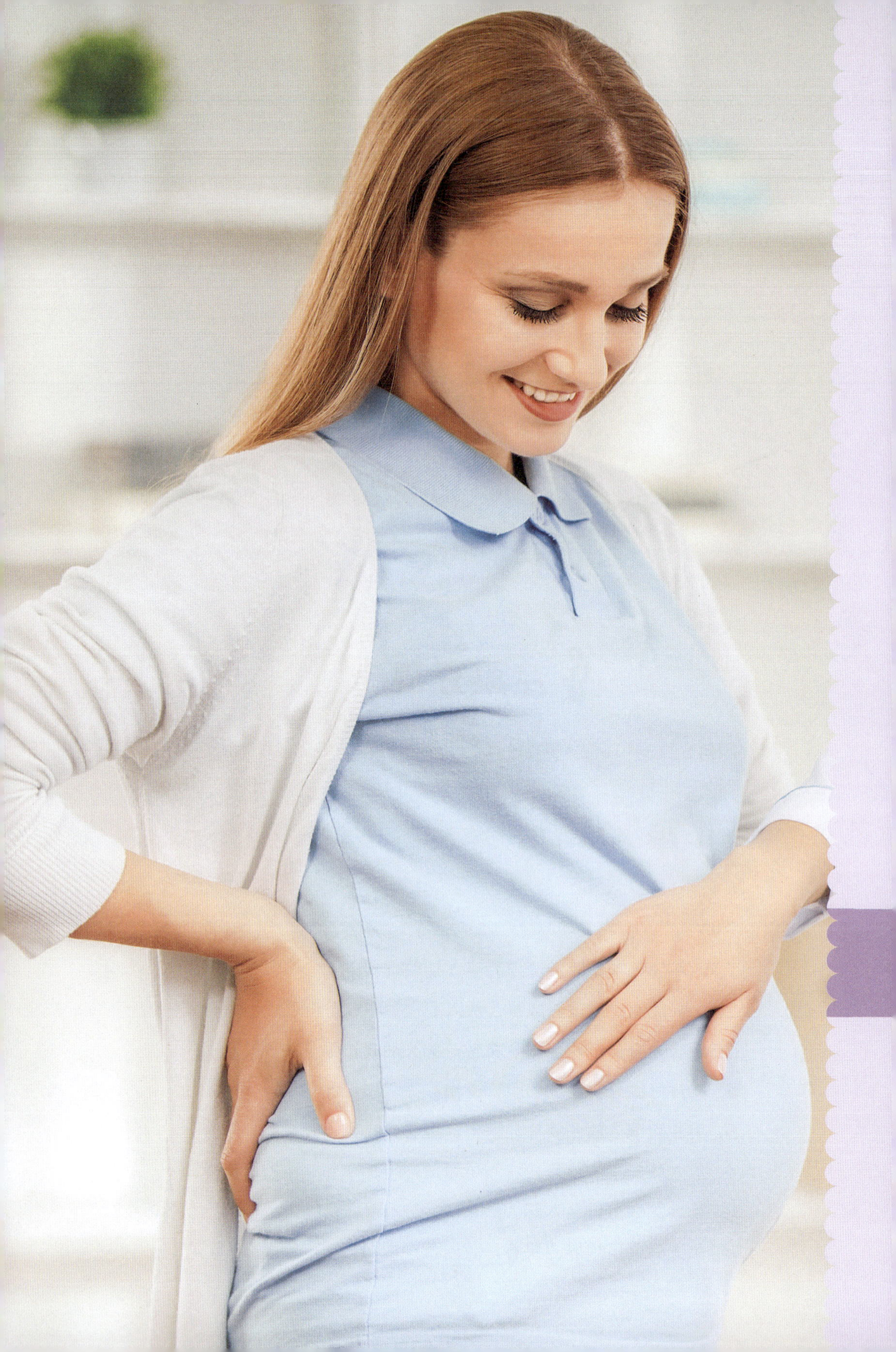

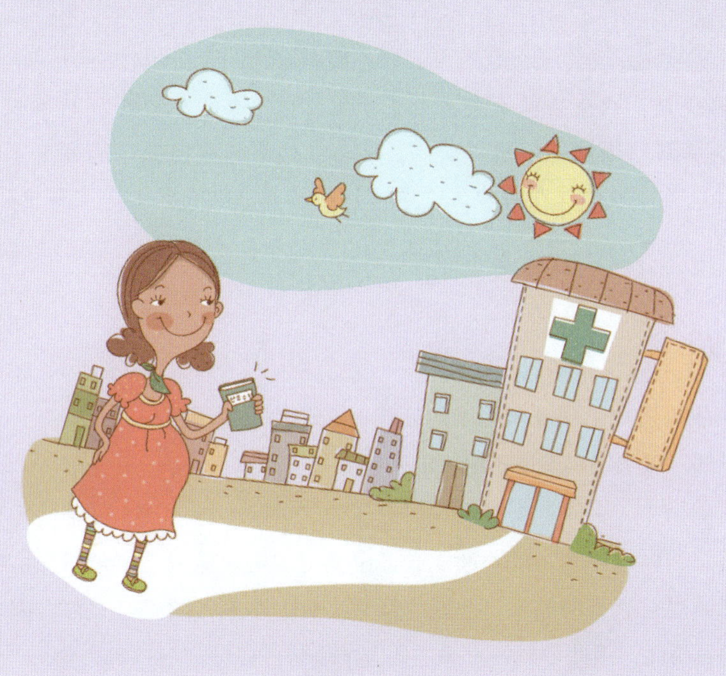

Chapter 8

孕 8 月，身体越来越笨重

孕 8 月，胎儿已经基本发育完成，看起来已经很像一个新生儿了。准妈妈的体态会进一步发生变化，走路的姿态变了，睡觉的姿态也变了，不适的症状也会越来越多，准妈妈会感觉到非常辛苦。这时，就要经常坐下来歇歇，把脚抬高，闭上眼睛，拍拍肚子自我鼓励一下；也可以停下工作，安心休养，静待宝宝的到来。

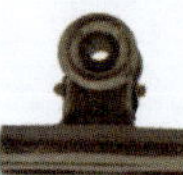

一、孕妈妈可能遇到的烦恼及应对方法

进入孕晚期，意味着胎宝宝离出生也不远了，身体的发育也趋于完善，但孕妈妈可能遇到的烦恼并不比以前少，反而在这个时候因身体的笨重要更加小心了。本月，孕妈妈也可开始为生产做适当的练习，以减少生产过程中的困难。

呼吸困难

本月不少孕妈妈会出现呼吸困难的症状，走动的时间稍微长一点就会心跳加速，经常上气不接下气，对孕妈妈造成了很大的困扰。

本月子宫的增大，会不断增加对膈肌的压力，影响心肺活动，使孕妈妈很容易产生呼吸不畅的感觉。而且胎宝宝的不断生长，也使得孕妈妈体内需氧量增加，呼吸速度越来越快，为了满足对氧气的需求，孕妈妈经常会有上不来气的感受。呼吸困难的现象在晚上睡觉时尤为明显，因此孕妈妈宜采取侧卧的姿势，以便缓解这种现象。

呼吸困难的对策

1 调整呼吸。孕妈妈在加快呼吸速度的时候，呼吸通常是短而浅的，会觉得有气短的感觉，当产生呼吸困难时可以尝试着做深呼吸，有意识地放慢呼吸速度。孕妈妈平时不可穿太紧的衣服，尤其是内衣，以免影响呼吸。

2 注意休息。生活中，孕妈妈不管是散步还是做家务，都不可产生劳累感，出现问题时，应尽量减少活动。坐着、站着或躺着的时候，不要使胸部有压迫感，应让肺部感到舒展，使呼吸顺畅。当出现呼吸困难时，孕妈妈也可以躺下静卧一会儿，直到情况好转。

3 呼吸新鲜空气。如果长时间在家，呼吸不到新鲜空气，也无法为身体提供足够的氧气。因此，在孕妈妈身体条件允许的情况下，当天气晴朗时，可到空气较好的环境中走走，呼吸新鲜空气，改善呼吸困难的现象。

假性宫缩

进入孕 8 月，假性宫缩会越来越频繁，不少孕妈妈不知道如何区别真假宫缩，导致发生假性宫缩时，以为发生了早产，其实只要认真感受，真假宫缩很容易辨别。

在分娩前的几个月宫缩就开始了，如果宫缩没有规律性，也没有周期，每次持续的时间都不同，强度也比较弱，不会产生疼痛感，在孕妈妈休息过后，宫缩会停止，这就是假性宫缩。随着临产日期的临近，假性宫缩会越来越频繁。

真宫缩有一定的规律，而且会变得越来越强，宫缩的间隔时间会缩短，持续时间逐渐延长，腹部有阵痛感，下腹部会感到很硬，这是孕妈妈分娩的先兆。

假性宫缩的防治

- 调整心情。进入孕晚期的孕妈妈不要过于紧张，也不要有什么压力，尤其要避免烦躁、恐惧等情绪。当假性宫缩开始时，要放松心情，千万不能让身体感到紧张，否则会使宫缩更为频繁。

- 避免挤压腹部。腹部受到挤压时，会压迫子宫内的胎宝宝，可能会导致子宫血液供给变少，从而引起宫缩，严重的还可能会造成胎盘早剥等症状。孕妈妈也不要提重物或做弯腰等动作，否则腰腹部用力会压迫到子宫，也可能引起宫缩。

- 避免劳累。当孕妈妈感到疲倦时，容易引起宫缩，因此，不管是运动量过大还是长时间站着，都可能会产生宫缩。孕妈妈要学会调整身体状态，宫缩开始时，应使心情平静，躺下休息。

- 注意保暖防寒。孕妈妈受到寒气侵袭时，可能会打寒战，身体的肌肉可能会不自主地抽动，容易使腹部受影响而产生宫缩。孕妈妈应避免在太寒冷的天气外出，在家也要注意保暖。

- 练习瑜伽缓解症状。当孕妈妈出现假性宫缩时，可以通过一些瑜伽动作得到缓解，平时适当练习也可以起到预防假性宫缩的作用。

动作推荐：坐位休息式

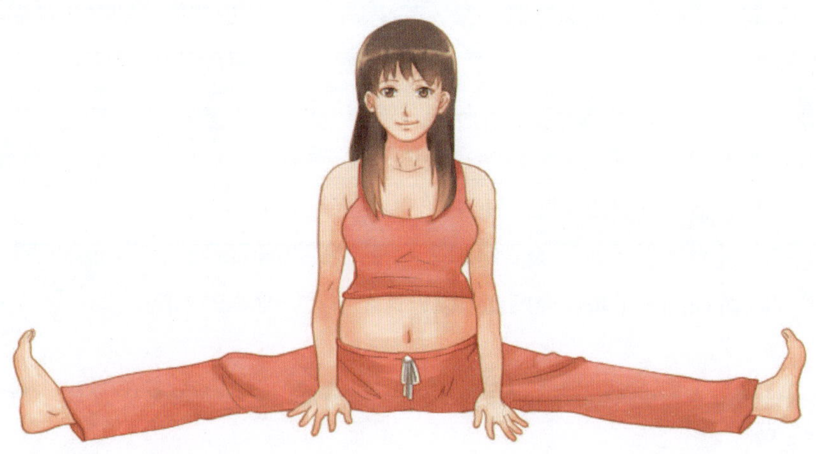

步骤 01

坐位，双腿缓慢地向外打开，尽量向身体的外侧伸展。

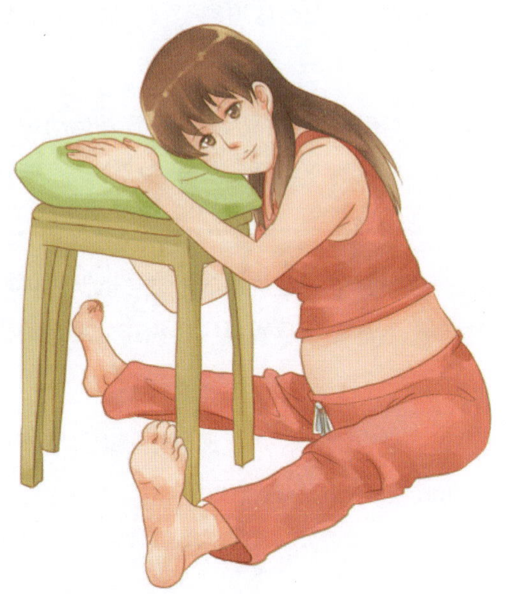

步骤 02

准备一张凳子，放上抱枕，然后将头靠于抱枕上，并将双手放于抱枕上，保持自然呼吸。

脐带绕颈

有些孕妈妈在产检做B超的时候会被告知胎宝宝脐带绕颈，孕妈妈就会十分惊慌。脐带是一条连接着母体和胎儿的生命线，一旦出现了问题，很有可能对胎儿产生严重的影响。实际上，脐带绕颈是一个挺常见的现象，20%～25%的胎儿会出现，绝大多数能够安全降生，不一定会造成胎儿窒息缺氧。如果出现脐带绕颈现象，孕妈妈要及时排查，看看是否危险。

超声检查

通过超声检查了解胎儿的生长情况，如果发现脐带绕颈的胎儿生长速度不正常甚至停止，就要引起注意，考虑是否有缺氧或窒息的可能。

胎心监护

胎心监护可以让孕妈妈了解到胎宝宝的状况。如果胎心监护的过程中，发现有异常现象，那么就要考虑胎宝宝是否有缺氧的状况。

数胎动

平时在家里，孕妈妈要仔细数胎动，如果胎儿缺氧，胎动会发生变化，太频繁或明显减少甚至消失，就要赶快到医院检查，看看是不是出了问题。因为通过手术可以挽救胎儿的生命，但是缺氧的时间太长，胎儿的安全就难以保证了。

识别假性脐带绕颈

有时候，脐带仅仅是挡在胎儿的颈部，但B超却可能误诊为脐带绕颈。另外，即使脐带绕颈，也有可能胎宝宝自己会绕出来。因此，发现脐带绕颈，孕妈妈也不用太担心，应该持续观察胎动，过段时间再复查一次。

那么脐带绕颈是否会影响顺产呢？不一定。因为不是所有的脐带绕颈都会对胎宝宝有不良影响。只要胎儿的生长发育正常、胎动正常、胎心监护正常，自然分娩一般是没有问题的。不过，如果发现胎儿的脐带绕颈很多圈，或者脐带过短的情况下，还是剖宫产更安全一些。因为分娩的过程中，很可能导致胎儿缺氧、窒息。

产前抑郁

有不少孕妈妈在产前会感觉到不同程度的抑郁，有的人开始并未引起足够的重视，直至病情加重，影响到妊娠。从孕妈妈在生活中的各种表现是可以判断出是否患有此病的。

产前抑郁的孕妈妈会经常控制不住自己的情绪，在一段时间内还会出现注意力不集中、焦虑、失眠、易怒、喜怒无常、无精打采、少言寡语、经常哭泣、食欲不振等多种症状。产前抑郁症的病因与女性孕期的激素变化密切相关，孕妈妈的体内激素可以影响大脑中调节情绪的神经传递素的变化。产前抑郁症如不及时治疗，容易引起胎盘早剥等状况发生，还可能会导致宝宝出生后智力和情商低下，甚至发育滞后，免疫力也会有所下降。

产前抑郁的应对方法

- 学会自我调节。当情绪低落时，孕妈妈可以听听古典音乐来舒缓情绪，古典音乐同时还具有胎教的功效。孕妈妈应尽量避免胡思乱想，不要总是把自己闷在家里，应适当出去散散心，调节心情，尤其是产生消极情绪时，可以去公园走走或者让家人带着出去欣赏风景，也可以通过适当运动给自己减减压。孕期还可以多发展一些业余爱好，将注意力转移到这些爱好上，可以避免总是在烦恼的事情上纠结。

- 多跟家人交流。孕妈妈应将自己的焦虑与家人分享，尤其是准爸爸，可以让家人分担一些压力，同时可以要求准爸爸适当多陪陪自己，增进夫妻之间的感情，在温馨的家庭氛围中生活，有利于调节孕妈妈的情绪。孕期还可以与已经生育过的亲戚朋友交谈、学习经验，为生产做好心理准备。

- 咨询心理医生。无法自我调节，抑郁严重的孕妈妈可以向心理医生求助，在心理医生的治疗下渐渐恢复。

胎位异常

孕8月，胎位差不多要固定了，此时可能会出现胎儿在子宫体内位置不正的情况，常见的有胎儿臀位、横位、颜面位、枕后位等，胎头并不在下腹部，如不及时纠正，会给生产造成不小的麻烦。

胎位异常可能会造成孕妈妈难产和胎死宫内。孕妈妈产前可以通过去医院检查，确认胎位是否正常，也可以通过抚摸感受宝宝各部位的大致位置。当胎位正常时，胎儿的头部是朝下的，孕妈妈可以在下腹部中央摸到圆圆的、较硬且有浮球感的胎头，在上腹部可以摸到宽软的臀部，如果在反方向摸到以上部位，就是不正常的胎位。孕妈妈如在侧腹部摸到抬头，则有可能胎位是横位，需要及时纠正。

胎位异常的纠正方法

- 采取胸膝卧位。孕妈妈起床或睡前跪于床上，双膝稍分开，臀部抬高，大腿和床垂直，胸部要尽量接近床面，头部歪向一侧。做动作前应排空尿液、松开裤带，这种胸膝卧位练习可以通过重力作用来改变胎位。动作练习应每天早晚各做1次，每次做10～15分钟，连续做一周，然后去医院检查胎位是否回正，如果没有，可以继续练习。此方法适合30周后胎儿臀位和横位。胎位回正后也还需坚持监测，以防再次发生胎位不正。

- 桥式卧位。用棉被或棉垫将臀部垫高30～35厘米，准妈妈仰卧，将腰置于垫上。据说这种方法比胸膝卧位效果更好。每天只做1次，每次10～15分钟，持续一周。再去医院检查看胎位是否正常。

- 外治法。中医用灸法治疗胎位不正的成功案例比比皆是。运用此法进行胎位纠正时，应该让医生操作或在医生的指导下进行，不能擅自进行。灸时放松裤带，腹部宜放松。点燃艾条后，将火端靠近足小趾趾甲外侧角处（至阴穴），保持不被烫伤的温热感，或用手指甲掐压至阴穴。

失眠

孕妈妈良好的睡眠对保证精力和胎宝宝的健康发育都有很大的影响，因此要格外重视睡眠质量，当睡眠出现问题时，应找出原因，并及时调整。

造成孕晚期失眠的原因通常是由于肚子太沉重，压迫到大静脉，阻碍了血液从腿和脚流向心脏，导致孕妈妈容易从睡眠中醒来。孕妈妈身体的不适和精神疲劳也是造成失眠的原因。孕妈妈不可服用安眠药来应对失眠，以免对胎宝宝产生不良反应，应尽量通过身心的调整慢慢改善睡眠质量。

解决失眠的方法

- 改善睡姿。习惯采用仰卧位的孕妈妈容易失眠，睡觉时应采取左侧卧或者左、右侧卧姿势替换，这样可以减轻子宫对大静脉和输尿管的压迫，使孕妈妈在夜间睡得更踏实。

- 缓解精神疲劳。到了孕晚期，越是接近临产，孕妈妈就越担心胎宝宝的生长发育，孕妈妈应尽量放下心理压力，否则会真的影响到胎宝宝的生长。因紧张而睡不着的时候，可以试着调整呼吸，因为呼吸急促会加重精神疲劳，故应该采用深呼吸，使心情平静下来。实在睡不着可以先起来看看书、听听胎教音乐，将注意力转移后再睡。

- 减轻身体的不适。孕期身体的不适症状也会造成孕妈妈精神上的疲劳，导致孕妈妈失眠。孕妈妈可以在白天的时候采取措施，如放松肌肉等来缓解身体不适，减轻晚上身体的负担；睡前也可以泡泡脚，或做个按摩来放松。

- 吃利于安眠的食物。不少食物有稳定情绪和利于安眠的作用，晚饭或睡前食用对提高睡眠质量很有帮助。孕妈妈临睡前可以喝一杯温牛奶，日常饮食中也可适当吃芹菜、百合等食物来改善睡眠质量。

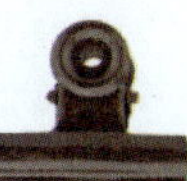

二、私人医生知心话：提前为生产做准备

从孕8月开始，就已经进入孕晚期。为了使孕妈妈平稳度过最后几个月，应该开始进行各种与生产有关的检查和准备，了解这个月可能发生的危险，并积极采取预防措施，将危险因素排除在外。

测量骨盆很重要

骨盆测量是产前检查中必不可少的项目，主要因为骨盆是产道的重要组成部分，其形态和大小直接关系到孕妈妈应采用何种方式分娩。对初产妇而言，这项检查尤为重要。

产前医生会根据孕妈妈骨盆的大小与胎宝宝的大小、胎位等情况来判断生产的方式。一般而言，当骨盆太过狭小或者发育畸形时，不宜采取自然生产，否则可能会造成难产。但并不是说骨盆宽的孕妈妈就一定适合顺产，骨盆窄的孕妈妈就只能选择剖宫产，而是要根据骨盆与胎儿的相对大小来确定。产前骨盆测量可分为骨盆外测量和骨盆内测量，也就是测量骨盆出口和入口以及中骨盆大小，由于孕妈妈的胖瘦关系使骨盆外测量会存在一定的误差，所以一般会重视骨盆内测量。

骨盆外测量

骨盆外测量使用的是骨盆出口测量器，测量两个坐骨结节内缘间的宽度。正常情况下，髂前上棘间径值为23～26厘米；髂嵴间径值为25～28厘米；骶耻外径值为18～20厘米；股骨大转子间径值为28～31厘米；坐骨结节间径值为8.5～10厘米；耻骨弓角度大于或等于90度。

骨盆内测量

骨盆内测量使用的是中骨盆测量器，通过阴道测量骨盆各个骨骼之间的宽度。正常情况下，对角径值为12.5～13厘米，减去1.5～2厘米，就是骨盆入口前后径的长度；坐骨棘间径约为10厘米，若坐骨棘间径过小会影响分娩过程中胎头的下降；坐骨切迹宽度能容纳三指宽。一般骨盆内测量的同时还会检查宫颈成熟度和阴道分泌物。

积极预防早产

在妊娠期满 28 周，又未满 37 周就出现妊娠中断的现象可视为早产。早产的宝宝身体很多方面都尚未发育完全，生存能力和抵御疾病的能力较差，死亡率较高。

引起早产的原因主要在孕妈妈和胎儿胎盘两方面。孕妈妈年龄太小、营养不良，或患有妊娠高血压、心脏病、糖尿病等疾病和生殖器异常时，发生早产的可能性更高。怀有多胞胎和发生过胎盘早剥、前置胎盘等状况的孕妈妈同样容易引起早产。出现以上状况时，应尽早采取预防措施，当出现早产迹象时，要去医院采取保胎措施。

预防早产的措施

- 进行产前检查。定期去医院进行产检，而不是等到进入预产期再检查，定期产检有利于发现早产的征兆，从而有时间采取措施补救。产检后如果发现有问题，应在医生的指导下及时处理。当生殖道受到感染时，应及时就医，以免导致早产。

- 孕晚期应充分休息。孕晚期孕妈妈应增加休息时间，降低劳动强度，尽量不要出远门，保证睡眠，减少压力，保持内心的平静，一定要学会自我调节情绪，避免身体和精神上的劳累。在孕晚期，孕妈妈尽量不要去人多的地方，以免挤压到腹部，引起腹痛，从而造成早产。如果孕妈妈身体有不适，应及时看医生，有时还需卧床静养。

- 改善生活环境。孕妈妈的家人可以勤打扫屋子，保持生活环境的洁净，避免在流行病高发的季节感染细菌或一些传染性疾病。孕妈妈在雾霾天气不宜出门，可在空气新鲜和阳光较好时出门散散步。此外，孕妈妈也要注意个人卫生，勤换衣服。

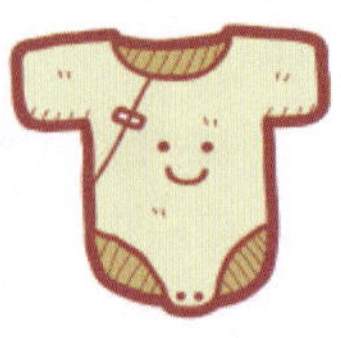

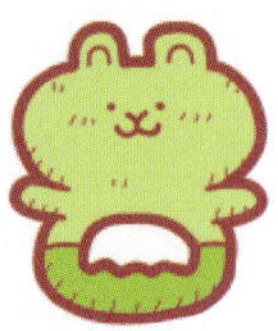

做好母乳喂养的准备

很多孕妈妈考虑到安全性的问题，产后一般会采取母乳喂养，这样还可增进母婴之间的感情。如果孕妈妈打算产后进行母乳喂养的话，本月开始就应该全方位地准备了。

补充营养

不少孕妈妈认为只要在哺乳期补充足够的营养就能为宝宝提供充足的营养，其实，孕期营养不良也会影响产后孕妈妈的乳汁分泌，造成乳汁分泌过少或不分泌。孕期应注意饮食均衡，多吃富含蛋白质、维生素等营养物质的食物，为产后哺乳储存营养，还能提高身体抵抗力，方便产后照顾宝宝。

定期产检

孕妈妈身体的健康直接关系到产后乳汁的分泌和质量，如果质量不合格也无法为宝宝提供充足的营养。因此在孕期，孕妈妈就应该进行产前检查，以防健康出现问题，如有问题应及时进行治疗和调养，确保在产后能进行母乳喂养。

学习母乳喂养知识

孕妈妈在孕期可以看与母乳喂养有关的书籍，或者参加母乳喂养培训班，了解母乳喂养的好处和注意事项，比如如何才能在产后尽快分泌出乳汁、宝宝每次可以喂多长时间、在公共场合如何哺乳、如何采取科学的方法喂养宝宝等。

注意乳房保养

孕期孕妈妈睡觉时不可挤压乳房，也不要穿会勒紧乳房的内衣，以防造成乳腺导管阻塞，使产后排乳不畅，甚至引发乳腺炎。孕妈妈要保持乳房的清洁，不洗澡时可用温开水、湿毛巾对乳头进行清洁，然后涂上无害的油脂，以增加乳头的柔韧性。乳头扁平或凹陷的孕妈妈应在医生的指导下，提前进行矫治。

科普知识小讲堂：母乳喂养的好处

母乳喂养可为宝宝提供给丰富的营养，还能提高宝宝的免疫力，尤其是初乳，营养极其丰富。如果孕妈妈身体条件允许，产后应尽量采取母乳喂养。

有利于宝宝生长发育

母乳是宝宝的天然食品，干净、安全、新鲜，无不良反应，营养成分较齐全，其成分还会随着宝宝发育的需要相应地发生变化。母乳更容易被宝宝消化吸收，对宝宝早期智力发育十分有益。初乳的营养价值更高，可满足初生婴儿的各种营养需求，还有轻泻的作用，有利于新生儿排出胎粪，是不可替代的优质乳。

可增强宝宝抵抗力

母乳含有多种抗体，初乳中的抗体含量尤其高，母乳喂养可使新生儿获得免疫体，能大大降低宝宝患麻疹、脊髓灰质炎（小儿麻痹）等疾病的可能性。母乳喂养还能增强宝宝胃肠道、呼吸道和耳部的抗感染能力。

能够增进母婴感情

新妈妈用自己的乳汁喂养宝宝，通过与宝宝的接触和宝宝吮吸母亲乳头产生的刺激，使宝宝感受到母亲对他的无限疼爱之情，增加宝宝的安全感。在初生婴儿还不会表达的时候，母乳喂养也是妈妈与宝宝加强沟通的绝好方式，对促进双方感情很有益。

有助于孕妈妈产后恢复

新妈妈在生产过程中，身体和精神都有很大的损耗，产后母乳喂养有助于新妈妈的子宫收缩，使子宫尽快恢复到正常状态，并减少阴道出血，还可预防产后贫血，加快身体的康复速度，并有利于减少患卵巢癌和乳腺癌的可能性。由于每天都要为宝宝提供丰富的营养，母乳喂养还可帮助新妈妈尽快减去孕期所增加的体重，恢复苗条的身材。

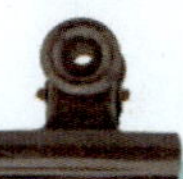

二、暖心爸爸这样做

进入孕晚期后，不少准爸爸的心里开始紧张起来，为了更好地迎接宝宝的到来，准爸爸应该时刻注意孕妈妈身体与心理的变化。身体上的变化可以通过咨询医生或者饮食调养、适当活动解决，心理上的变化则需要准爸爸更多地陪伴和关心。

孕晚期停止性生活

夫妻之间正常的性生活可以促进彼此之间的感情，但是特殊时期也应特殊对待。孕晚期孕妈妈非常辛苦，为了缓解其身心的压力和保证胎宝宝的安全，这段时期双方都应该克制。

本月胎宝宝生长速度快，孕妈妈子宫明显增大，身体对外界的刺激反应强烈。如果继续性生活，容易发生意外，也可能会增加孕妈妈的身体负担，因此，应该停止性生活。对于有习惯性流产等症状的孕妈妈来说应及早停止性生活。如果孕妈妈身体允许，在进行性生活时，也应注意体位，以采用不会压迫腹部的体位为好，还要控制性生活的频率和时间。

在孕晚期进行性生活或性生活不当也是引起早产的原因之一。这是因为在孕晚期，孕妈妈的阴道壁非常柔软，容易受到损伤，如果性交不当，可能会造成阴道破裂流血，从而影响生产。

帮妻子翻个身

十月怀胎不容易，孕妈妈肚子越大，生活越不方便。准爸爸这时就应该体现自己的魄力和担当，多为孕妈妈承担压力，并在生活细节上关心她。

孕晚期孕妈妈睡觉时容易突然醒来，需要不断更换睡姿才会感觉到舒服。因为肚子太大，翻身又不方便，所以准爸爸在晚上不应睡得太沉，适时帮助妻子翻身。翻身时要注意动作的规范性，一般来说，翻身的幅度不要过大，动作要缓慢。

起床对于肚子大的孕妈妈来说也是件困难的事，准爸爸应先帮助孕妈妈将身体翻向一侧，使孕妈妈肩部前倾，屈膝，然后协助孕妈妈用肘关节、手臂支撑起身体，再将腿从床边移开并坐起来，不宜从仰卧的姿势直接起床。

尝试多种方式的胎教

本月准爸爸和胎宝宝的互动过程，可以将前面几个月的胎教知识复习一遍，还可增加一些小游戏或者讲故事等内容，培养胎宝宝的思考能力和增加胎教过程中的趣味性。

给胎宝宝讲故事

语言是胎教的重要组成部分，准爸爸可以经常给胎宝宝讲故事，通过有磁性的男性嗓音，将故事中的主人公和场景等详细描述出来，让胎宝宝感受到美妙的意境和绚丽多彩的世界，提高胎宝宝的想象力和创造力。讲故事时，语调要温柔，语速要慢点，不可像平时读书一样平淡无奇地讲下去，应富有感情地讲述。可以多读一些温馨和快乐的童话故事，不宜讲容易使人伤感的故事。

跟胎宝宝玩游戏

平时可以多放些音乐给胎宝宝听，并注意观察胎宝宝在听哪些音乐时有反应和胎动变化，有结果后可根据胎宝宝的反应多放些他喜欢的音乐，以培养胎宝宝的情操和促进其性格的发展。在晴朗的天气里，准爸爸可以带着孕妈妈去户外走走。当走在林荫小道上时，穿梭在阳光与树阴中，有阳光时，可以对着孕妈妈的肚子说些想让胎宝宝记住的话；当行走在树荫中时则让胎宝宝休息会儿。

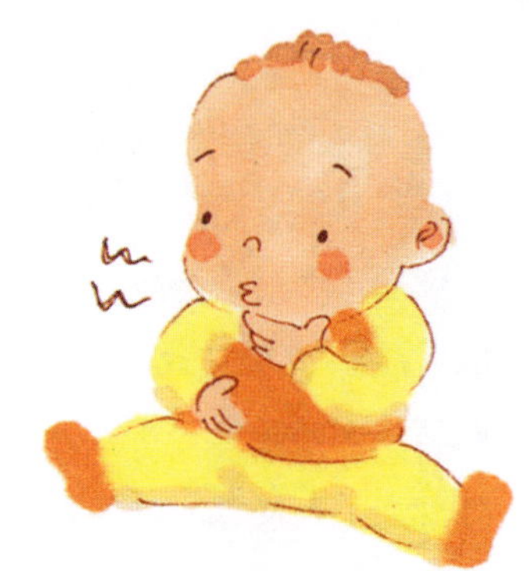

做贴心厨师

孕 8 月饮食要点

● 少吃高糖食物。进入孕 8 月，为了以后能够顺利生产，孕妈妈不应摄入过量的糖分，如蛋糕、果酱、饼干、冰淇淋等都含有大量糖分，这些食物营养价值不高，却容易使孕妈妈肥胖，不利于生产。

● 少吃精米、精面。精米、精面因为去皮和经过处理，其中很多营养物质已经流失，如果吃得过多，不仅会影响其他食物的摄入，还会造成孕妈妈营养不均衡，无法满足胎宝宝不断增加的需求。

● 不宜大补。不少孕妈妈认为本月是胎宝宝快速生长期，因此要尽可能进补，其实只要为胎宝宝提供足够的营养即可。如果进补过度，就会造成孕妈妈营养过剩，可能会导致巨大儿，以及引起高血压、糖尿病等疾病。

本月所需的主要营养素和推荐食材列表

营养素	推荐原因	推荐食材	配图
锌	为生产做准备，孕妈妈应提前补充一定量的锌，以促进生产时的子宫收缩，有利于孕妈妈顺产	牡蛎、牛肉、羊肉、瘦肉、鸡蛋、鱼、大白菜、核桃、花生、葵花子等	
脂肪	有助于胎宝宝视觉、大脑神经系统的发育完善，本月是胎宝宝大脑发育完善的时期，应补充适量的脂肪	猪肉、鸭肉、海虾、海鱼、杏仁、腰果、黄豆等	
铁	如果孕妈妈因缺铁而贫血，可能会使组织缺氧，导致子宫和胎盘供氧不足，从而发生早产	小麦、猪肝、猪血、海带、菠菜、芹菜、荠菜、葡萄干等	

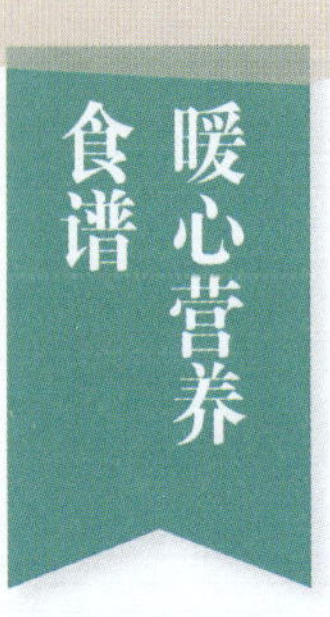

香葱猪血粥

原料： 猪血 280 克，水发大米 180 克，姜丝、葱花各少许。

调料： 盐、鸡粉各 2 克，胡椒粉少许，食用油适量。

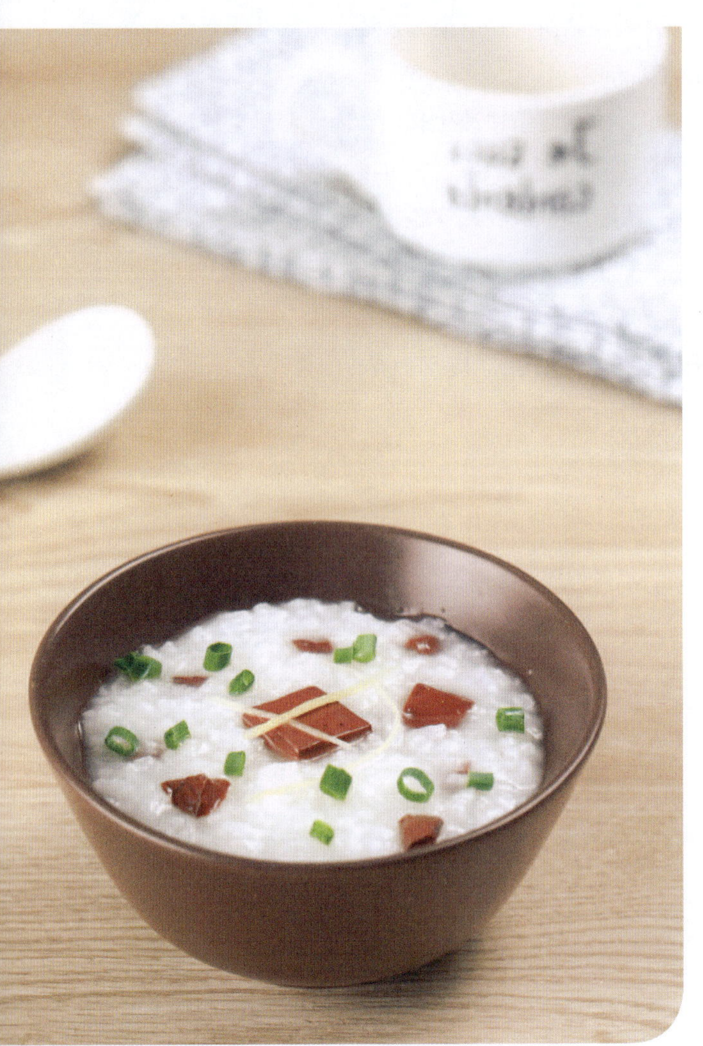

做法：

1. 洗好的猪血切成小方块，切好的猪血装入盘中，待用。
2. 砂锅中注入适量清水，用大火烧开，倒入大米，拌匀，放入少许食用油，搅拌匀。
3. 盖上盖子，用小火煮 30 分钟至大米熟软。
4. 揭盖，放入备好的猪血，拌匀。
5. 放入少许姜丝，搅拌匀，烧开后用大火煮 3 分钟。
6. 加入适量盐、鸡粉、胡椒粉，拌匀调味。
7. 撒入少许葱花，用锅勺搅匀。
8. 把煮好的粥盛出，装入碗中即可。

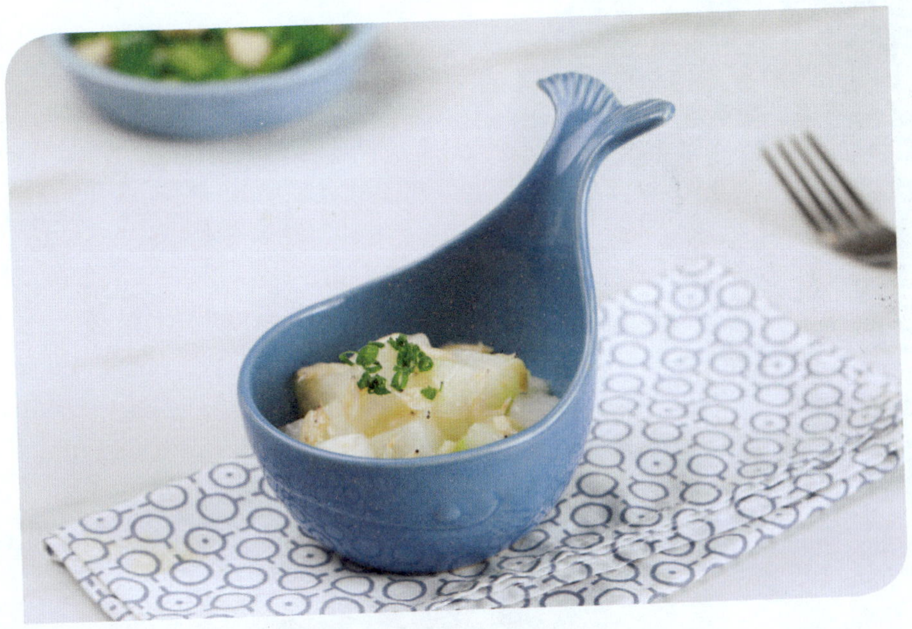

虾皮炒冬瓜

原料： 冬瓜 170 克，虾皮 60 克，葱花少许。

调料： 料酒、水淀粉各少许，食用油适量。

做法：

1. 将洗净去皮的冬瓜切片，再切粗丝，改切成小丁块，备用。
2. 锅内倒入适量食用油，放入虾皮，拌匀。
3. 淋入少许料酒，炒匀提味。
4. 放入冬瓜，炒匀。
5. 注入少许清水，翻炒匀。
6. 盖上锅盖，用中火煮 3 分钟至食材熟透。
7. 揭开锅盖，倒入少许水淀粉，翻炒均匀。
8. 关火后盛出炒好的食材，装入盘中，撒上葱花即可。

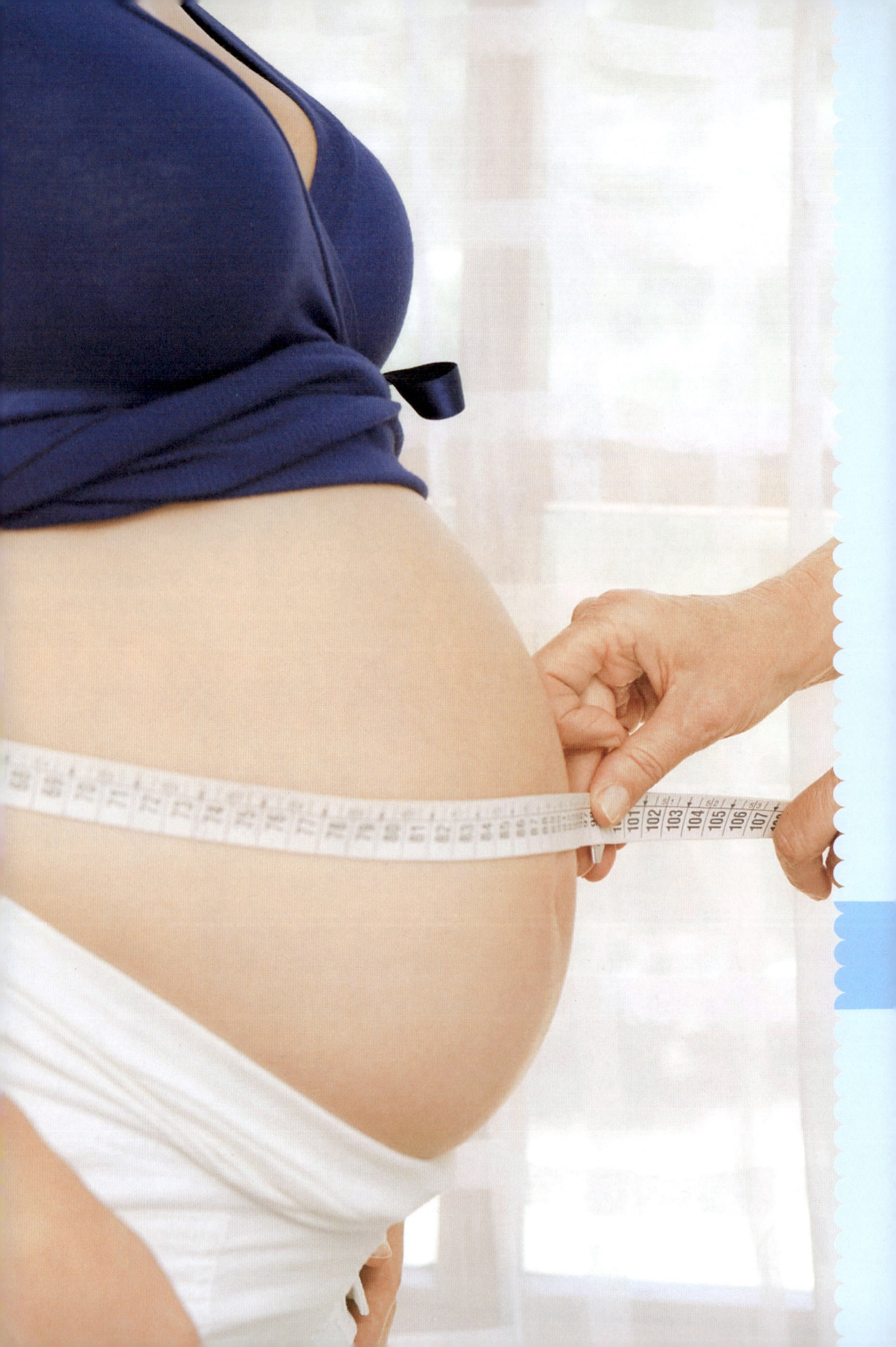

101
102
103
104
105
106
107

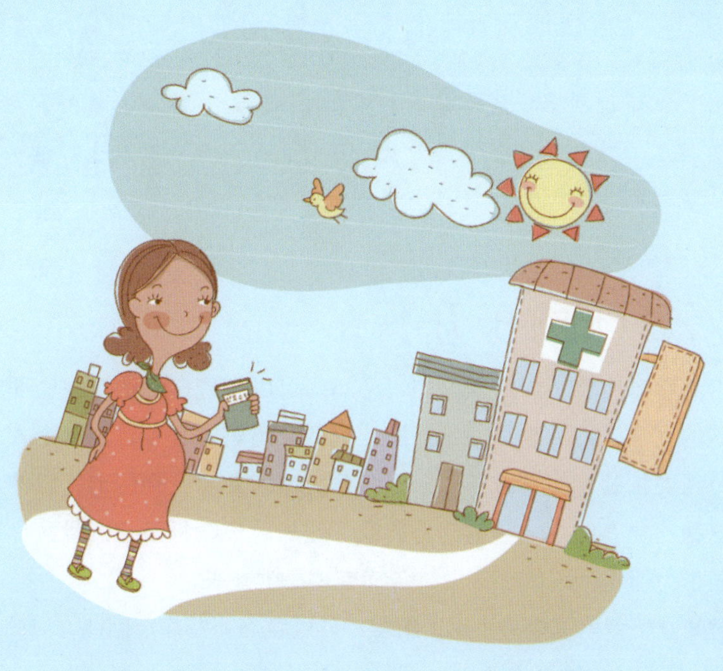

Chapter 9

孕9月，做好分娩准备

进入第9个月，准妈妈此时的骨盆要承受比之前更大的压力，可能出现静脉曲张，也可能产生产前焦虑的情况。这时，准妈妈要好好调整生理和心理状态，准爸爸也要给予她更多的支持，并准备好生产时所需的物资。准妈妈此时可以尝试通过不同的体式自我放松，并开始做分娩训练。

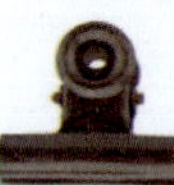

一、孕妈妈可能遇到的烦恼及应对方法

孕9月，孕妈妈到了怀孕过程中最为烦恼的时候。此时越来越大、沉重的子宫向上会挤压心脏，向下会加大骨盆的压力，而且压在膀胱上。这一切，使得孕妈妈常常感到全身酸痛，并且心跳加快。

骨盆承受更大的压力

孕晚期，随着胎宝宝下降进入盆腔，孕妈妈可以发现自己的脊柱底部或耻骨中央时常感到强烈的刺痛，走路变得很不舒服；有些孕妈妈的宫颈会出现令人不适的针刺感；有的则每当要抬腿穿短裤或下床时，骨盆区域就会感受到压迫，腿伸直会产生尖锐的疼痛，这种疼痛有时还会放射到背部或大腿处。孕9月新增的骨盆疼痛最有可能是因为骨盆韧带为即将到来的工作做准备而变得松弛拉长。

如果长时间过于劳累或姿势不对，很容易导致腰痛和背痛。因此，应该有意识地保护骨盆，才能让最后的分娩更加顺利。

缓解骨盆压力的方法

- 准妈妈可以通过变换不同的姿势来缓解骨盆压力带来的不适。
- 站立时骨盆稍后倾，抬起上半身，肩稍向后落下，避免长时间站立。
- 坐时后腰要舒服地靠在椅背上，上半身要伸直，不要长时间坐无倚靠的板凳。
- 行走时全身放松，不穿高跟鞋。
- 睡眠可采用蜷曲侧卧睡姿，仰卧时将枕头垫于膝关节下。
- 如果准妈妈每天的站立时间有4～5小时，腰盆酸痛受不了，不妨白天用护腰带，可能会起到很好的效果。
- 骨盆区疼痛时不要挤压任何痛点。如果某个部位疼痛，尽可能不碰它。
- 每次的运动量要小，但要经常运动。每天做些温和的运动也会有所帮助。

产前焦虑

孕晚期，许多孕妈妈会产生焦虑心理，原因多种多样，如没有生产经验、害怕疼痛、担心胎儿畸形、身体不适等。有些准妈妈不善于调节，心理焦虑就会越来越严重。

产前焦虑的影响

- 产前严重焦虑的准妈妈剖宫产及引导助产率比正常准妈妈高一倍。
- 严重焦虑的准妈妈常伴有恶性妊娠呕吐，并可导致早产、流产等情况。
- 准妈妈的心理状态会直接影响到分娩过程和胎儿状况，比如易造成产程延长、新生儿窒息，产后易发生围产期并发症等。
- 焦虑会使准妈妈肾上腺素分泌增加，导致代谢紊乱。

孕妇产前焦虑的缓解方法

- 了解生育知识。要明确分娩是一种自然的生理现象。如果从临产开始就心中有数，泰然处之，疼痛就不会那么严重了。还可以多看看亲子类的网站和论坛，和妈妈们交流，讨教一些经验。
- 定期产检。只要进行正常的产前检查，医院可以及时发现问题，提前干预。自我观察和监测也很重要，了解每天的胎动是否规律，有没有头晕、气喘等不适症状。
- 相信医学技术。如今在医院分娩的安全性已经大大提高，应该放心待产。与医师保持密切联系，有问题及时请教，保持良好情绪。
- 转移注意力。做些有利于健康的活动，如编织、绘画、唱歌、散步。不要闭门在家，这样容易把注意力集中到对未来的担忧上。
- 家人多疏导。出现产前焦虑症状时，多与家人沟通交流，及时分享自己的情绪状态，告知家人自己出现的情绪障碍；家人也可及时给予疏导，帮其慢慢消除紧张焦虑的心理。准爸爸要理解妻子情绪上的波动，耐心倾听妻子诉说，给予妻子鼓励和安慰，打消其心中顾虑。

胎盘早剥

孕 20 周后或分娩期，正常位置的胎盘在宝宝娩出前，部分或全部从子宫壁剥离，称为胎盘早剥。胎盘早剥是孕晚期的一种严重并发症，起病急、进展快，若处理不及时，可能危及母婴生命。

胎盘早剥的主要症状

胎盘早剥的主要症状为腹痛和阴道出血，常有大量隐性出血，有突发性剧烈腹痛，子宫增大紧张，胎儿大多数死亡。出血多时患者出现冷汗、面色苍白、脉搏细弱、血压下降等症状。

如果已经出现胎儿窘迫或是临床症状明显恶化，胎儿却无法及时娩出，或是在子宫收缩时有无法控制的出血、隐匿性出血使子宫急速肿大、痉挛的子宫因出血而瘫软等状况时，无论胎儿是否存活，都必须马上终止妊娠。

胎盘早剥的原因

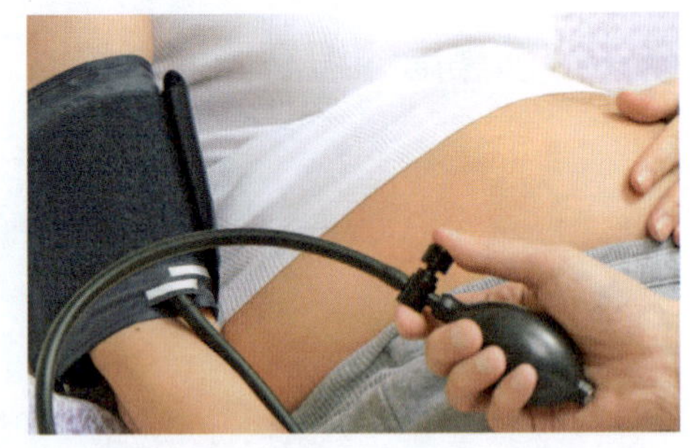

1. 血管病变。若准妈妈有血管病变，底蜕膜螺旋小动脉痉挛或硬化引起远端毛细血管缺血坏死以致破裂出血，血液流至某处形成血肿，导致胎盘自子宫壁剥离。

2. 机械性因素。外伤、行外倒转术矫正胎位、脐带过短或脐带绕颈均可能促使胎盘早剥。

3. 子宫静脉压突然升高。孕晚期准妈妈长时间取仰卧位时，会发生仰卧位低血压综合征。此时，妊娠子宫压迫下腔静脉，回心血量减少，血压下降，而子宫静脉淤血，静脉压升高，造成静脉淤血或破裂，导致部分或全部胎盘自子宫壁剥离。

胎盘早剥的处理

胎盘早剥会危及母婴的生命安全。胎儿未娩出前，胎盘可能继续剥离，难以控制出血，持续时间越长，病情越严重，并发凝血功能障碍的可能性越大。因此，一旦确诊，必须及时终止妊娠。应根据早剥的严重程度，胎儿状况及宫口情况决定是自然分娩还是剖宫产。

静脉曲张

在孕晚期，孕妈妈的小腿、脚背及外阴部常可见到蚯蚓般的条状物，呈现出青色，形状突出，在腿上蜿蜒而行，这就是静脉曲张。它使孕妈妈感到发胀、酸痛、麻木和乏力，有时血液积聚成球状，壁薄，极易破裂。一旦破裂将会血流如注，对孕妈妈和胎宝宝都非常危险。

静脉曲张的原因

- 激素的作用。孕期增加的孕激素可引起血管壁扩张，而且怀孕时准妈妈的血容量会增加，更加重了静脉压的升高，促发了静脉瓣膜闭合不全，导致或加重静脉曲张。

- 子宫的压迫。随着胎宝宝日渐长大，尤其是到了孕中、晚期，子宫对盆腔静脉和下肢静脉的压迫日益明显，使静脉血回流受阻，静脉压不断升高，也会导致或加重静脉曲张。

静脉曲张的防治方法

- 孕期需要保证一定的营养摄入，但不可营养过剩，体重过重的孕妇患下肢静脉曲张的概率更高。
- 孕期简单的运动对胎宝宝及孕妈妈都是有利的，可以选择简单的散步，有助于促进孕妈妈的血液循环。
- 不论是坐还是躺，最好保持双腿抬高，帮助血液回流至心脏。
- 孕期睡眠质量比较差，尤其是孕中、晚期，可以采取左侧卧位，用枕头将脚部稍微垫高，可减少子宫对于右侧下腔静脉的压迫，降低腿部静脉压力，减少下肢静脉曲张的可能。
- 穿着医疗级弹性袜。刚开始，孕妈妈可以试着穿强度为 20 ～ 30 毫米汞柱（1 毫米汞柱 =133.322 帕）的弹性袜，适应之后可以穿效果较佳的 30 ～ 40 毫米汞柱强度的弹性袜，选购弹性袜之前可以咨询专科医师。
- 确诊静脉曲张后应多休息，避免长久站立工作；可抬高患病下肢，也可用弹力绷带；避免摩擦而使曲张静脉破裂。孕期不做手术治疗，分娩后病情多减轻或自愈，个别患者如仍有严重静脉曲张，可以在哺乳期后考虑手术治疗。

全身酸痛

随着妊娠的进展，孕妈妈的不适感也会多一些。孕 9 月，孕妈妈可能会时常感到全身酸痛，这是很正常的现象。子宫的不断增大，对孕妇身体的压力也越来越大，孕妇无论是睡觉、站立还是坐着都感到不太舒服，稍有不慎，就会感觉全身酸痛。

缓解全身酸痛的方法

- 孕妇睡觉的时候要尽量采取左侧卧位，在腹部下方或者两腿之间放一个枕头，这样可以有效缓解腹部对身体的压力，减轻全身酸痛的症状。
- 孕妇在站立的时候，要保持良好的站姿；行走的过程中，要尽量缓行，不要走得太急，否则很容易引起肌肉酸痛。

前置胎盘

前置胎盘是妊娠晚期出血的主要原因之一，是妊娠期的严重并发症。

妊娠 28 周以后，胎盘附着于子宫下段或覆盖于子宫颈内口，位置低于胎儿先露部，称为前置胎盘。前置胎盘是引起妊娠晚期出血的主要原因之一，威胁着母胎的生命安全。多见于高龄产妇或经产妇，尤其是多产妇，发病率为 0.5% ～ 1.82%，是产科的严重并发症。

引起前置胎盘的原因	
子宫内膜不健全	产褥感染、多产，以及做过上环、多次刮宫、剖宫产等手术，易引起子宫内膜炎、子宫内膜缺损、血液供应不足，为了摄取足够营养，胎盘代偿性扩大面积，伸展到子宫下段
孕卵发育迟缓	孕卵发育迟缓在到达宫腔时滋养层尚未发育到能着床阶段，继续下移植入子宫下段
胎盘面积过大	如多数妊娠胎盘常伸展到子宫下段

按胎盘边缘与子宫颈口的关系分为3种类型。

（1）完全性前置胎盘：胎盘完全覆盖子宫颈内口，又称中央性前置胎盘。

（2）部分性前置胎盘：胎盘部分覆盖子宫颈内口。

（3）边缘性前置胎盘：胎盘附着于子宫下段，下缘达宫颈内口边缘，又称低置性前置胎盘。

妊娠晚期或临产时，发生无痛性反复阴道出血是前置胎盘的主要症状，偶有发生于妊娠20周者。阴道出血发生时间的早晚，反复发作的次数，出血量的多少与前置胎盘的类型有很大的关系。

完全性前置胎盘往往初次出血的时间早，约在妊娠28周，反复出血次数频繁，量较多，有时1次大量出血即可使患者陷入休克状态；边缘性前置胎盘初次出血发生较晚，多在妊娠37～40周或临产后，量也较少；部分性前置胎盘出血时间和出血量介于两者之间。临产后每次阵缩时，子宫下段向上牵引，出血往往随之增加。部分性和边缘性前置胎盘患者，破膜后胎先露如能迅速下降，直接压迫胎盘，流血可以停止。破膜有利于胎先露对胎盘的压迫。由于反复多次或大量阴道出血，产妇可以出现贫血，其程度与出血量成正比。出血严重者即陷入休克，胎儿发生缺氧、窘迫，以致死亡。

前置胎盘的处理 

处理的原则是抑制宫缩、止血、纠正贫血和预防感染。根据阴道流血量、有无休克、妊娠周数、产次、胎位、胎儿是否存活、是否临产及前置胎盘类型等综合作出决定。

- 期待疗法。适用于妊娠34周以内、胎儿体重< 2000克、胎儿存活、阴道流血量不多、一般情况良好的孕妇。

- 剖宫产。适用于完全前置胎盘，持续大量阴道流血；部分性和边缘性前置胎盘出血量较多，先露高浮，短时间内不能结束分娩；胎心异常。

- 阴道分娩。边缘性前置胎盘、枕先露、阴道流血不多、无头盆不称和胎位异常，估计在短时间内能结束分娩者，可予试产。

胎膜早破

在临产前胎膜破裂，称为胎膜早破。妊娠满 37 周后的胎膜早破发生率为 10%，妊娠不满 37 周的胎膜早破发生率为 2% ～ 3.5%。孕周越小，围生儿预后越差，胎膜早破可引起早产、脐带脱垂及母胎感染。

胎膜早破的原因有可能是：生殖道病原微生物上行性感染，羊膜腔压力增高、胎膜受力不均、营养素缺乏、宫颈口松弛等。

胎膜早破的预防

加强围生期卫生措施，妊娠后期禁止性生活，避免突然腹压增加。积极预防与治疗下生殖道感染与牙周炎。补充足量的维生素、钙、锌、铜等营养素。宫颈内口松弛者，可在医生指导下，考虑于妊娠 14 ～ 16 周进行宫颈环扎术并卧床休息。

胎膜早破的治疗

- 足月胎膜早破。足月胎膜早破治疗先观察 12 ～ 24 小时，80% 的产妇可自然分娩。临产后观察体温、心率、宫缩，以及羊水流出量、性状及气味，必要时通过 B 超检查了解羊水量，通过胎儿电子监护进行宫缩应激试验，了解胎儿宫内情况。若产程进展顺利，则等待自然分娩，否则行剖宫产术。若未临产，但发现有明显羊膜腔感染体征，应立即使用抗生素，并终止妊娠。如检查正常，破膜后 12 小时，给予抗生素预防感染，破膜 24 小时仍未临产且无头盆不称，应引产。

- 未足月胎膜早破。未足月胎膜早破是胎膜早破的治疗难点，一方面要延长孕周减少新生儿因不成熟而产生的疾病与死亡；另一方面随着破膜后时间延长，上行性感染成为不可避免或原有的感染加重，发生严重感染并发症的危险性增加，同样可造成母胎预后不良。目前足月前胎膜早破的处理原则是：若胎肺不成熟，无明显临床感染征象，无胎儿窘迫，则期待治疗；若胎肺成熟或有明显临床感染征象，则应立即终止妊娠；对胎儿窘迫者，应针对宫内缺氧的原因进行治疗。

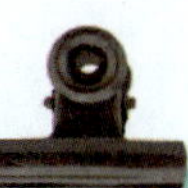

二、私人医生知心话：放松心情迎分娩

孕期体内激素改变，很容易影响到孕妇的心情，如果待产时没有调节好心情会导致过分焦虑紧张，影响子宫收缩，这样就会影响到生产。因此，待产妈妈们要学会调节心情，不要过度担忧。

通过不同体式放松身体

巴拉瓦伽扭转

此动作可以缓解胀气和便秘，强健胸椎和腰椎，消除僵硬和疼痛，也能帮助孕妈妈在日常生活中拥有良好的体态，带来均衡轻盈的感觉。

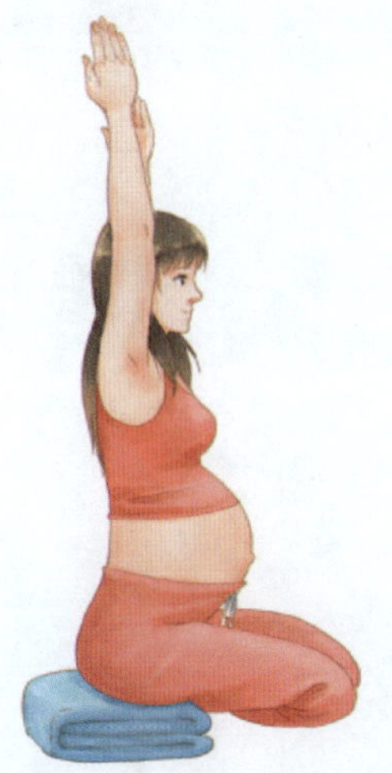

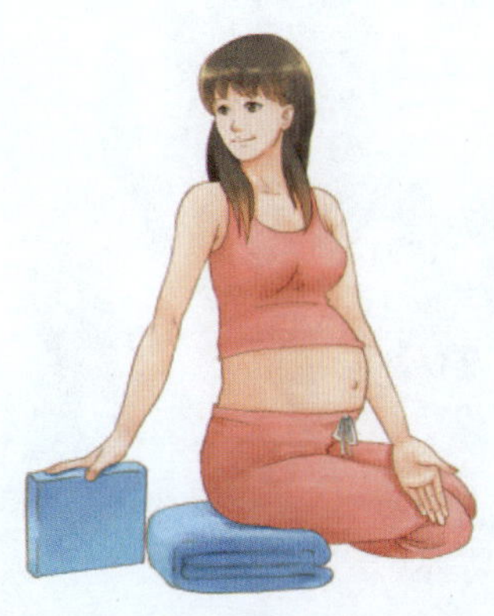

步骤01 双膝并拢，跪坐在瑜伽垫上，右脚在下，脚心向上。身体向上，吸气，手臂向上伸展。

步骤02 呼气，身体向右侧扭转，双手分别放在右侧大腿外侧和身体后侧的瑜伽砖上。吸气，上提脊椎，呼气，带动身体向后扭转，放松双肩。

下蹲式

下蹲式对于孕妇来说是一个极好的练习，对分娩和产后恢复大有裨益。练习这个体式时可以慢慢地将骨盆底部肌肉收紧上提，再慢慢地放松，从而锻炼骨盆底部肌肉的弹性，有效减轻骨盆底部疼痛，对分娩和产后身材恢复都有所帮助。

靠墙站立，两腿打开同肩宽，脚尖向外，双手十指交叉放于体前。

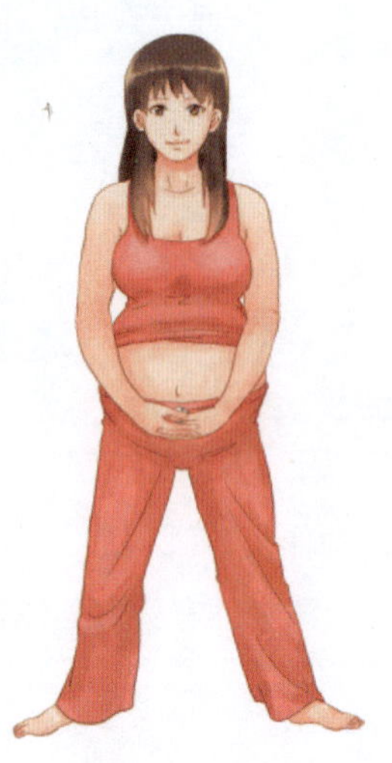

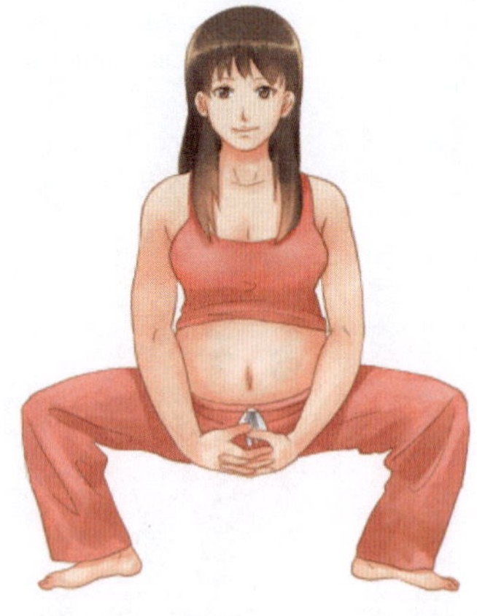

步骤 02

吸气，伸展脊椎向上。呼气，缓慢地下蹲。

吸气，伸展手臂向上贴墙。可借助瑜伽砖或抱枕支撑臀部。呼气，放下手臂，放松休息。

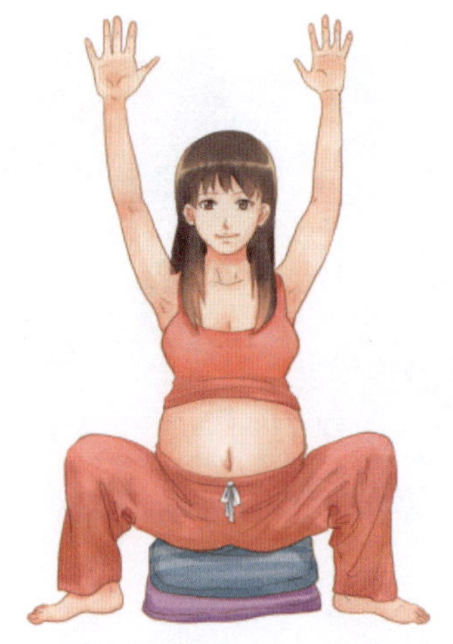

从孕9月末起每周进行胎心监测

从孕9月末起，孕妈妈每周都要进行一次胎心监测，借助仪器记录下瞬间的胎儿心率的变化，这是了解胎动、宫缩时胎心反应的依据，同时可以推测出宫内胎儿有无缺氧。如果准妈妈有合并症或并发症，最好从怀孕第28～30周开始做胎心监测。

胎儿的胎心和胎动可以传递很多信息，从中能看出胎儿是否健康，与孕妇的心跳也有很大的关系，如果孕妇心跳比较快，胎儿胎心也会加快。胎心监测是指使用胎心率电子监护仪器将胎心率曲线和宫缩压力波形记录下来，形成可以进行临床分析的图形，即胎心胎动宫缩图。

在做胎心监测的时候，医生会在孕妈妈的肚子上涂上耦合剂，将胎心监护仪的带子绑在胎心最强的位置，整个过程需要20～40分钟。

胎儿的正常心率为120～160次/分，如果出现心跳忽快忽慢或者胎心率小于120次/分，大于160次/分，并且持续10分钟以上，则表明胎心率异常，胎儿可能有宫内缺氧的情况。

胎心监测还能记录监测时间段的胎动，孕妈妈平时也需要数胎动，直至分娩。正常状态下，12小时胎动应在20次以上。如果少于这个数目，或晚上1小时的胎动数少于3次，表明胎儿可能会有“情况”。12小时胎动数少于10次，或晚上1小时内无胎动，表明胎儿在子宫内有可能缺氧；在最初感觉缺氧时，胎儿会在妈妈子宫里拼命挣扎，胎动数剧烈上升，随着缺氧的继续，胎儿活动强度明显变得越来越弱，次数越来越少。这些都是危险的信号，无论出现哪种症状，都应立即去医院检查。

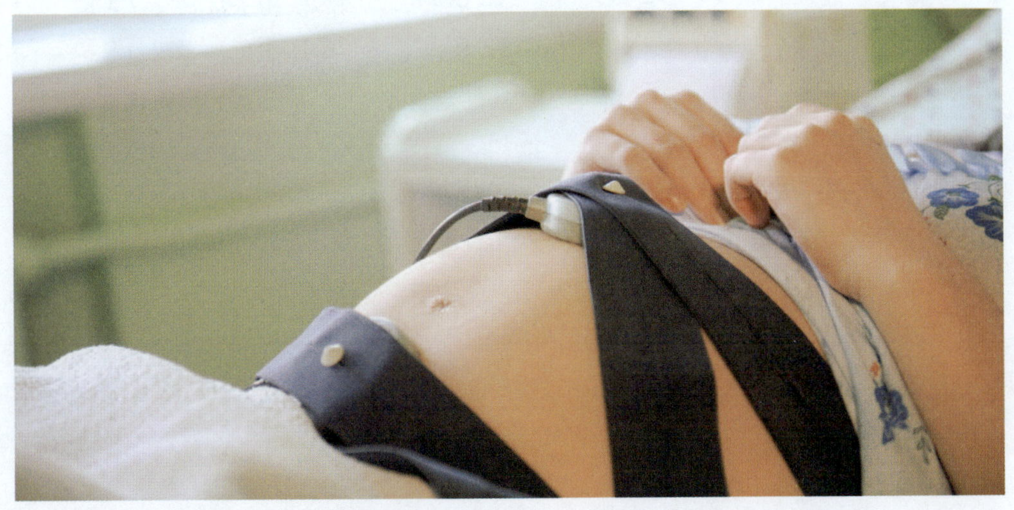

科普知识小讲堂：警惕莫名的腹痛

生理性腹痛

1. 子宫增大压迫肋骨。随着胎宝宝长大，准妈妈的子宫也在逐渐增大。增大的子宫不断刺激肋骨下缘，可引起准妈妈肋骨钝痛。一般来讲这属于生理性的，不需要特殊治疗，左侧卧位有利于缓解疼痛。

2. 假宫缩。到了妊娠晚期，可因假宫缩而引起下腹轻微胀痛，它常常会在夜深人静时作祟而于天明的时候消失，宫缩频率不一致，持续时间不恒定，间歇时间长且不规律，宫缩强度不会逐渐增强，不伴下坠感，白天症状缓解。

3. 胎动。自 32 周之后，胎儿逐渐占据子宫的空间，活动空间越变越小，但是胎儿偶尔还是会很用力地踢孕妈妈。当胎儿的头部撞在骨盆底部肌肉时，孕妈妈会突然觉得被重重一击。

病理性腹痛

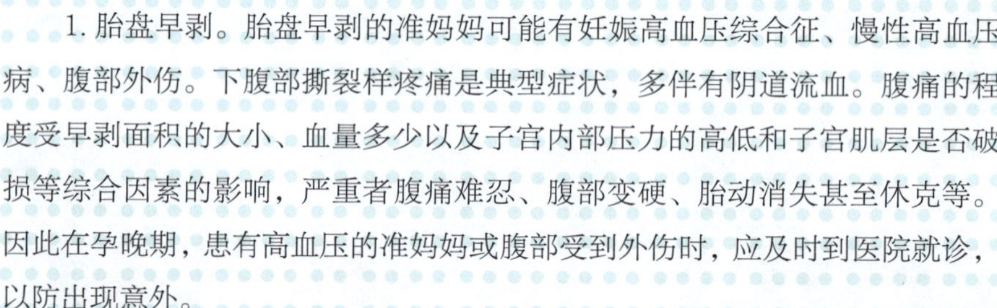

1. 胎盘早剥。胎盘早剥的准妈妈可能有妊娠高血压综合征、慢性高血压病、腹部外伤。下腹部撕裂样疼痛是典型症状，多伴有阴道流血。腹痛的程度受早剥面积的大小、血量多少以及子宫内部压力的高低和子宫肌层是否破损等综合因素的影响，严重者腹痛难忍、腹部变硬、胎动消失甚至休克等。因此在孕晚期，患有高血压的准妈妈或腹部受到外伤时，应及时到医院就诊，以防出现意外。

2. 先兆子宫破裂。子宫破裂常发生于瞬间，之前产妇感觉下腹持续剧痛、极度不安、面色潮红、呼吸急促，此时为先兆子宫破裂。对曾发生过子宫破裂的患者而言，不建议再次怀孕。至于高风险的孕妇，则建议在临产前，即接受剖腹生产；对有可能发生子宫破裂的孕妇来说，待产时，持续地监测胎心音、注意腹痛及阴道出血等情况，都是极重要的指标。一旦怀疑是先兆子宫破裂，则须立即进行剖宫生产、修补子宫及输血等项目，以争取对孕妇和胎儿之最佳治疗时机。

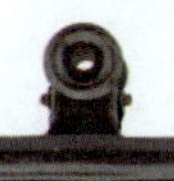

三、暖心爸爸这样做

由于孕9月已经临近分娩，暖心爸爸要做好一切生产前准备，包括去医院要带的物品，分娩医院的联系电话、乘车路线和孕期所有检查记录等。当然，准爸爸还可以与准妈妈做分娩训练，为生产助力。

准备分娩后所需物品

离预产期越来越近，准爸妈从现在开始就可以准备分娩后所需物品了。孕妈妈和胎宝宝的物品都要准备齐全。

妈妈需要的物品

全棉毛巾，用于产后多汗使用；2件开胸的上衣，便于喂奶；2大包卫生纸；1把软毛牙刷，牙膏，用于产后刷牙；1包产后护理垫，用于妈妈个人卫生护理；下身毛巾，用于个人清洗；袜子2双，产后要立即穿上袜子，防止脚部着凉；吸奶器，最好选择带2个奶瓶的吸奶器，初乳很珍贵，最好不要浪费。

宝宝需要的物品

衣：吸水性强的棉制品。5套左右的内衣，宜纯棉、耐洗、宽大、穿脱方便的按扣式或系带式单衣；尿不湿、尿片、隔尿垫巾、尿床垫；2大包纸尿裤；口水巾，3个月以内婴儿可用纱布代替围嘴；厚、薄各2顶帽子。

食：新生儿用品注意消毒。大、小奶瓶各1个；准备2～3个奶嘴替换使用；1套奶瓶刷、奶嘴刷；消毒器具。

住：新生儿最好住在向阳、保暖、噪音小、通风好的房间内。备好木制婴儿床、床垫、棉质的被子，被子厚薄适中，大、中、小各一床；两床垫被；两条以上棉质毛巾被、床单。

用：最好选择品牌用品。浴盆1个；纯棉浴巾两条；水温计；婴儿护肤品1套（包括沐浴液、洗发液、香皂、爽身粉、护臀霜、润肤油等）；婴儿洗衣液；婴儿用棉花棒等。

关心和安抚妻子，稳定情绪

为妻子和胎儿创造舒适的环境，使妻子保持良好的心境是准爸爸义不容辞的责任。准爸爸在妻子怀孕的全过程中要持之以恒地做这件事。

研究表明，胎儿躯体或精神方面的障碍，与父母感情不和有关。夫妻不和给孩子带来的危害，比妊娠期生病、吸烟、劳累等原因带来的危害还要严重。妻子在怀孕后在情绪上交织着无名的喜悦和忧虑，常变得易激动不安、失眠、知觉异常，对分娩产生担忧、恐惧。

准爸爸应该充分地认识到：在妻子妊娠的这段特殊时期，温存与体贴、快乐和幽默、理解加包容，安排好妻子的物质生活与精神生活，才是稳定妻子情绪的良方。

- 准爸爸总是以一种舒畅的心情推开家门，即使因工作不顺心或在外面遇到不愉快的事情，也应该在跨入家门的一刻，将不良的情绪排除掉。

- 准爸爸一旦发现有矛盾的苗头，除开导妻子以胎教为重外，可采用幽默的方式化解。因为幽默能使人的副交感神经兴奋，使身体内环境稳定。

- 重物由准爸爸下班时捎回家，晚餐时说一句“晚饭后由我来收拾”，会倍添温馨。晚上主动地把被子铺好，开窗通风换气。这些足以使妻子从心理上感到满足，良好的思绪也可以通过神经递质传送给胎儿，从而有利于胎儿在性格及智力方面形成良好的基础。

- 随着准妈妈的身子越来越重，她会容易产生疲劳感，腰酸背痛、下肢浮肿是常有的事。准妈妈的不适需要准爸爸帮忙缓解，可在临睡前帮她轻揉腰背、小腿和脚踝，缓解身体疲劳，预防腿脚浮肿。

- 准妈妈孕晚期会因肚子遮挡看不到脚，上下楼梯容易踩空，坐立变得困难，准爸爸的搀扶会让她感到安全和舒适。

陪妻子做分娩训练

分娩是否能顺利进行，很大程度上取决于准妈妈是否懂得用力、休息、呼吸的方法。临近生产的准妈妈可以开始进行一些分娩训练，有助于减轻压力，为分娩做好准备。值得注意的是，有早产可能的孕妇绝对不能做分娩训练。

腹式呼吸的训练

腹式呼吸适用于分娩开始时，以减轻宫缩带来的疼痛。准妈妈取仰卧位，肩膀自然放平，把手轻轻地放在肚子上，先把气全部呼出，然后慢慢地吸气，使肚子膨胀起来，气吸足后，再屏住气，放松全身，慢慢地将所有的气全部呼出。

反复练习 2 ～ 3 次。练习时注意力要集中在呼气上，时间尽量长一些。

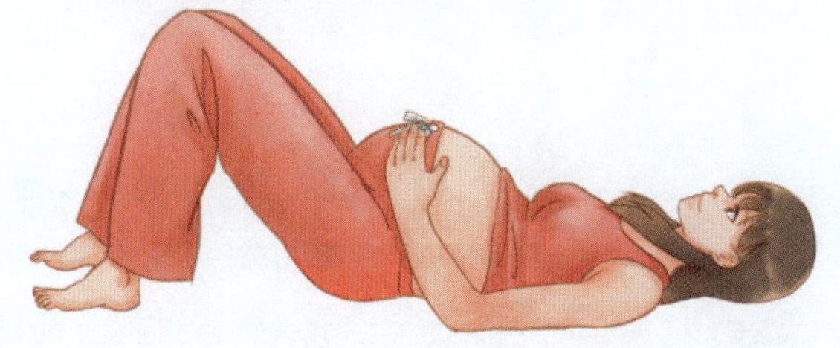

骨盆的训练

骨盆练习可以有效地预防准妈妈发生腰痛，还可以对分娩时要用到的肌肉进行锻炼。身体呈爬姿，手脚与腰同宽，边呼气边绷紧腹部，前倾骨盆，弓起后背。吸气后，边呼气边慢慢放松腹部，然后一边恢复到原来的姿势一边抬头。

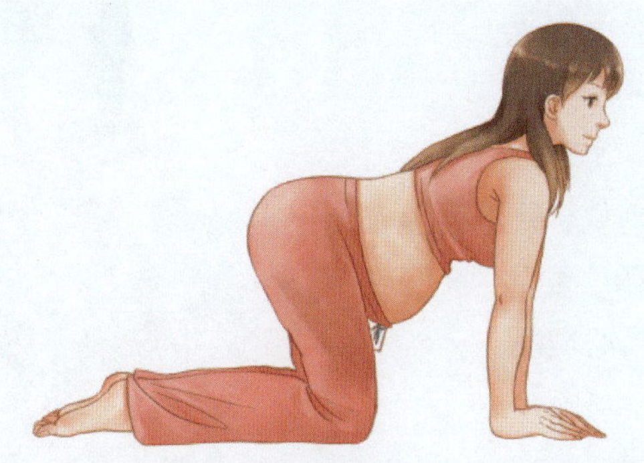

腰部扭转运动

腰部扭转运动可以锻炼准妈妈骨盆处的肌肉。身体呈仰卧姿势，并拢双膝，慢慢向左侧翻转，大约呈45度；保持此姿势5秒，然后恢复成原来的姿势，再向右侧翻转，如此反复练习3次。然后让双腿与腰同宽，用腹式呼吸进行放松。

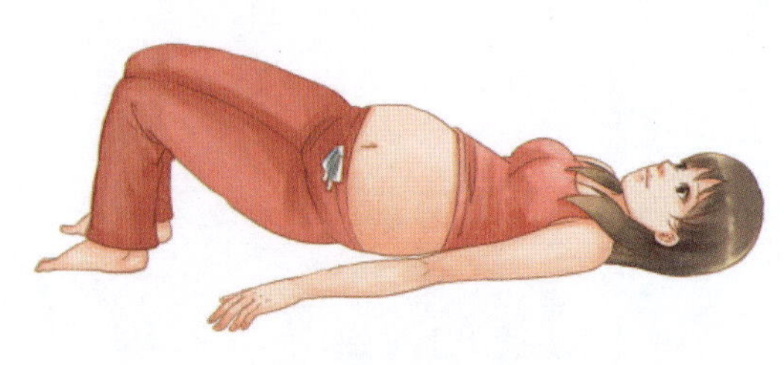

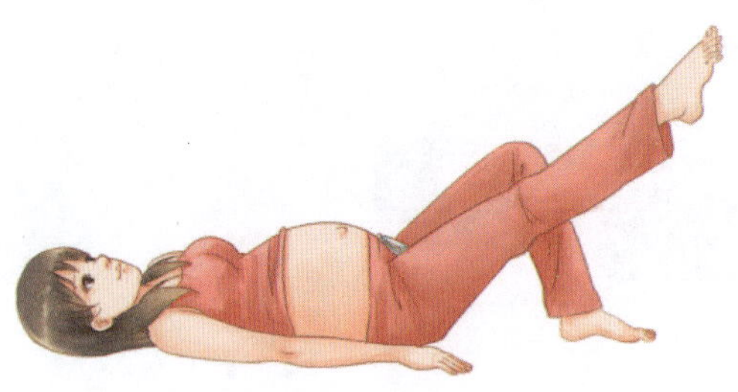

放松腿部

放松腿部有利于腿部血液循环，可以预防准妈妈发生腿部肿胀、静脉曲张。身体呈仰卧姿势，收起双膝。一条腿伸直并向上高举，脚尖绷紧后放松，再绷紧，放松，反复数次后再弯曲膝盖，慢慢将腿放回原来的姿势。再换另一条腿。如此反复练习3次。

盘坐冥想

此动作看似简单，但很适合孕妈妈在分娩前期，感到心情烦躁时练习。双腿交叉，左脚压在右腿下方，右脚压在左腿下方。双手向前放在膝盖前方，挺直脊背，收紧下巴。深呼吸，闭上双眼冥想片刻，保持心境淡然，将分娩前的压力排空，之后睁开眼睛。

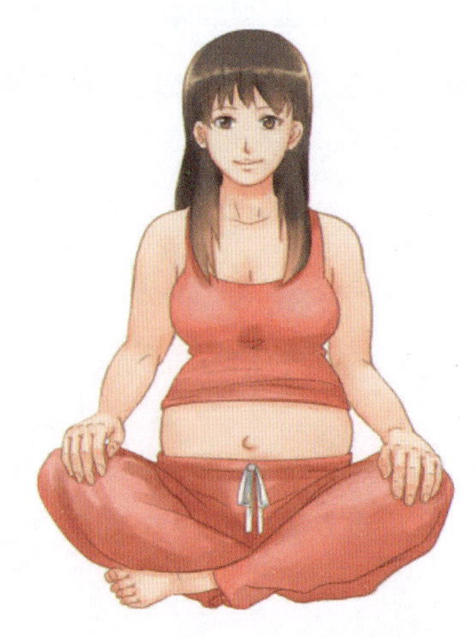

做贴心厨师

孕9月饮食要点

- 少吃多餐。本月仍需少吃多餐，注意卫生，减少因吃太多或是饮食不洁造成的肠胃感染。
- 控制能量的摄入。特别是妊娠前体重过胖的准妈妈，应维持能量摄入和消耗平衡，少吃或不吃糖果、点心、甜饮料以及脂肪含量高的食品。
- 控制食盐的摄入。继续控制食盐的摄取量，以减轻水肿的不适。
- 适当饮水。由于孕妈妈的胃部容纳食物的空间不多，所以不要一次性地大量饮水，以免影响进食。
- 多吃淡水鱼。本月还可以吃一些淡水鱼，有促进乳汁分泌的作用，可以为胎儿准备好营养充足的初乳。

本月所需的主要营养素和推荐食材列表

营养素	推荐原因	推荐食材	配图
膳食纤维	本月，准妈妈胃酸和活动量减少，加之胎宝宝挤压肠道，可能出现肠胀气和便秘，此时适量进食膳食纤维含量高的食物，可以增加胃肠蠕动，防止便秘	小麦、燕麦、玉米、黄豆、蒜苗、茭白、冬笋、海带、牛肉、橙子等	
铁	此时期的铁摄入不足，产后易患缺铁性贫血，因此，不能忽视铁的补充	木耳、红枣、猪血、猪肝、瘦肉、牛肉、鸡蛋等	
钙	孕期全程都需要补充钙，但胎宝宝体内的钙一半以上是在怀孕最后两个月储存的，因此，此阶段需要着重补充钙质	牛奶、豆腐、海带、虾皮、排骨、鸡蛋、苹果等	

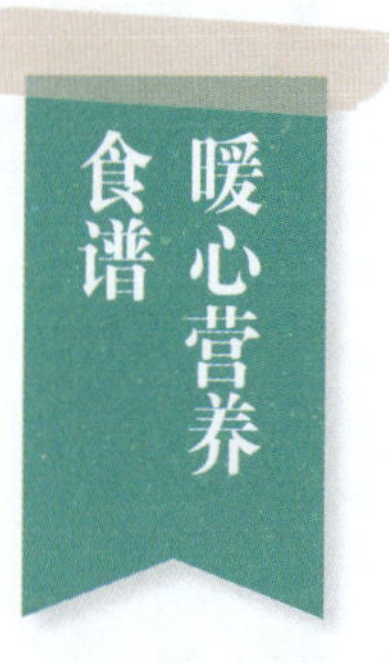

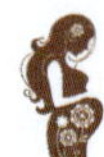

豌豆苗豆腐榨菜汤

原料： 豌豆苗 40 克，水豆腐 100 克，榨菜 30 克。

调料： 盐、红油（辣椒油）各适量。

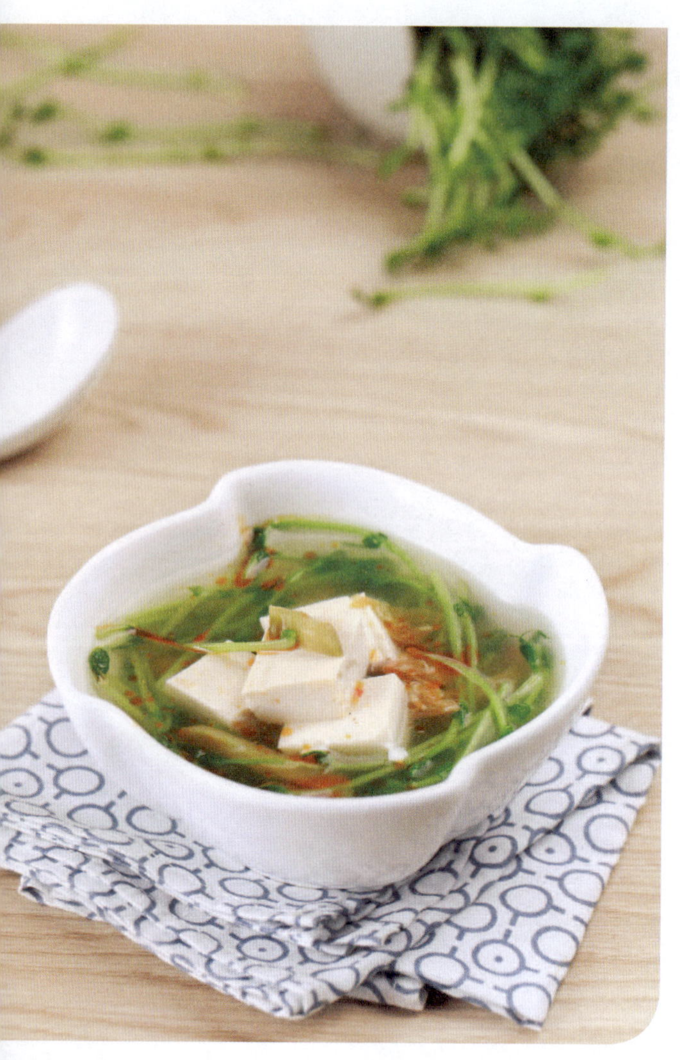

做法：

1. 备好的水豆腐横刀对切，切条，再切小块。
2. 择洗好的豌豆苗切成小段，待用。
3. 备好一个碗，倒入豌豆苗、水豆腐，再加入榨菜、盐，注入适量的凉开水，用保鲜膜将碗口包住。
4. 备好微波炉，打开炉门，将食材放入，关上炉门，启动微波炉加热 3 分钟。
5. 待时间到，打开炉门，将食物取出。
6. 揭去保鲜膜，再倒入备好的碗中，淋上适量的红油即可。

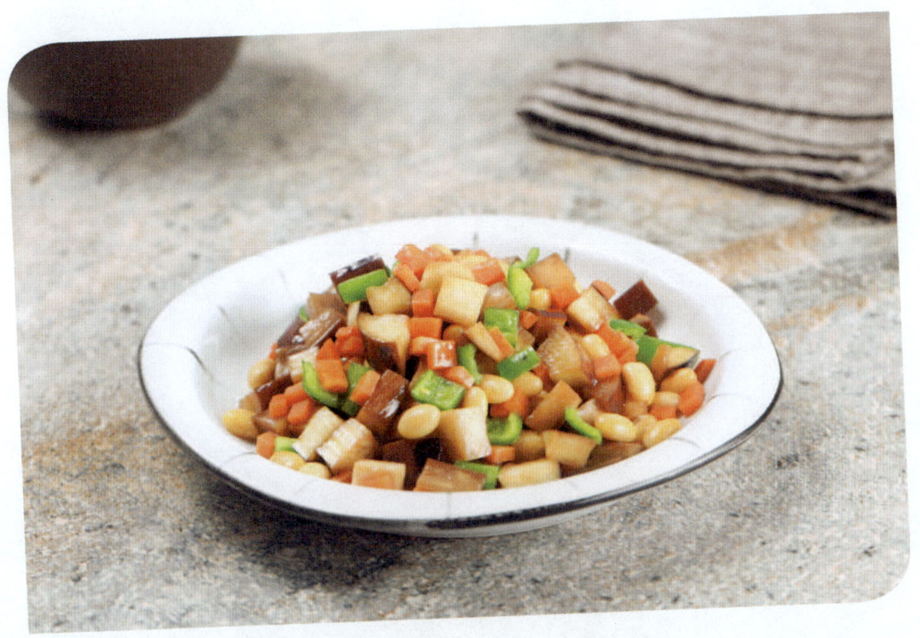

黄豆焖茄丁

原料： 茄子70克，水发黄豆100克，胡萝卜30克，圆椒15克。

调料： 盐、鸡粉各2克，料酒4毫升，胡椒粉3克，芝麻油3毫升，食用油适量。

做法：

1. 洗好去皮的胡萝卜切片，再切条形，改切成丁。
2. 洗净的圆椒切条形，改切成丁。
3. 洗好的茄子切片，再切条形，改切成丁，备用。
4. 用油起锅，倒入切好的胡萝卜、茄子，炒匀，注入适量清水，倒入洗净的黄豆，拌匀，加入盐、料酒，盖上盖，烧开后用小火煮约 15 分钟。
5. 揭盖，倒入圆椒，拌匀，再盖上盖，用中火焖约 5 分钟至食材熟透。
6. 揭盖，加入鸡粉、胡椒粉、芝麻油，转大火收汁。
7. 关火后盛出焖煮好的菜肴即可。

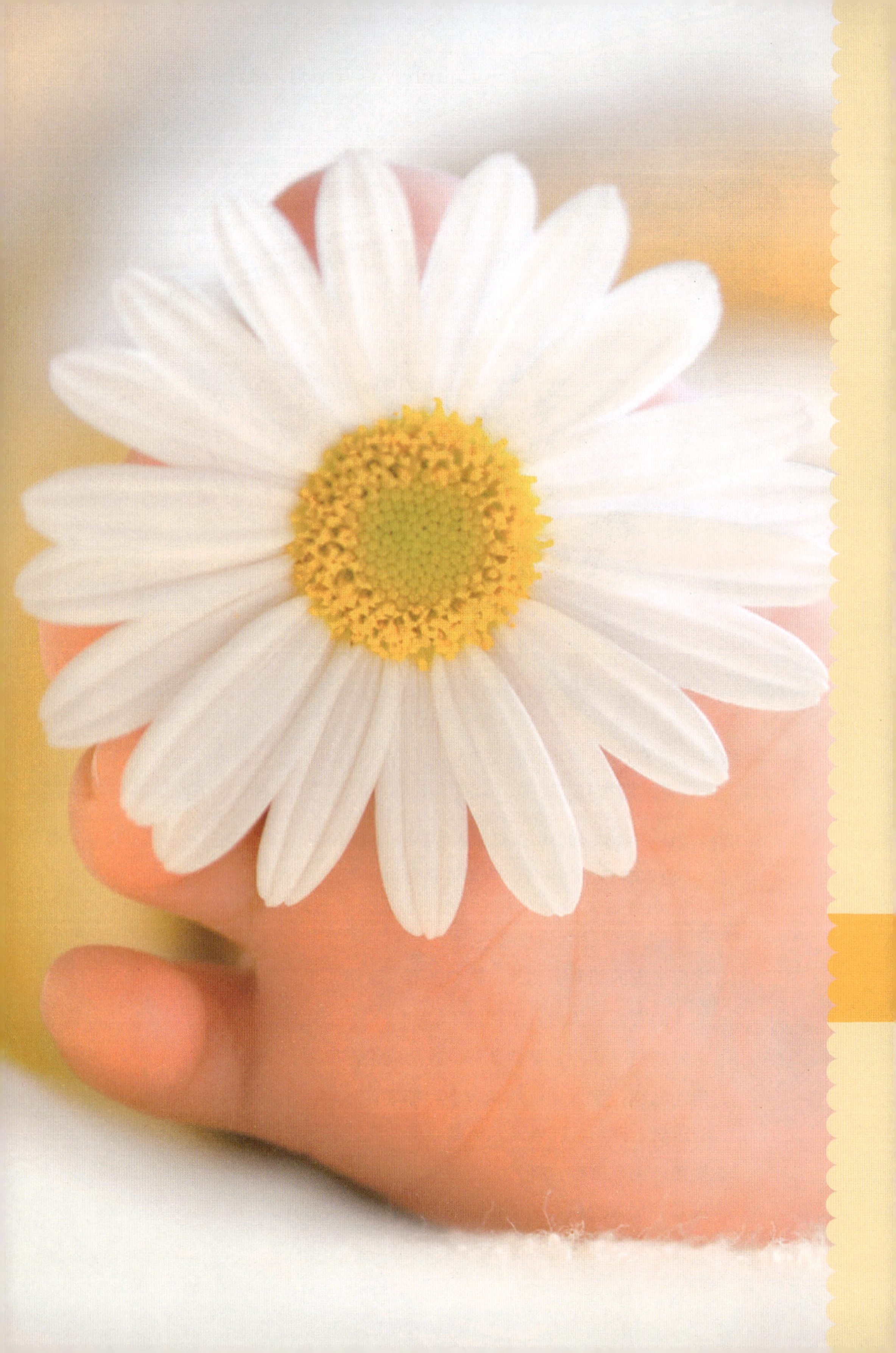

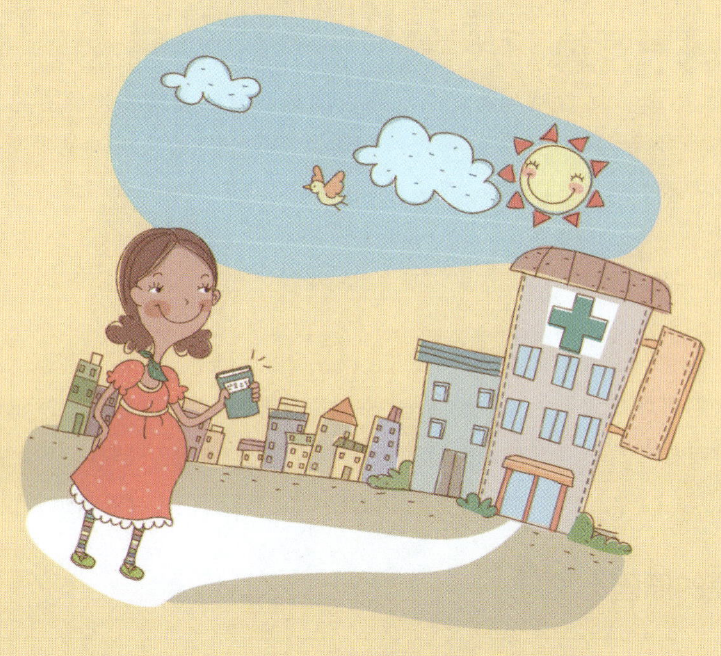

Chapter 10

孕 10 月，迎接新生命的幸福时刻

孕 10 月，分娩临近，胎头入盆，孕妈妈腹部突出稍减，开始出现生产征兆。在分娩前的这几周里，准妈妈实际上大部分时间都处在“分娩”过程之中，身心都在为这件一生中最值得纪念的事情做准备。此时，准妈妈要选择适合自己的生产方式，尽一切可能的方法使自己放松身心、减少分娩带来的痛苦。

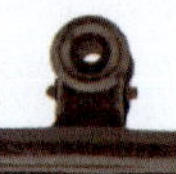

一、孕妈妈可能遇到的烦恼及应对方法

到了孕10月，随着胎儿的逐渐成熟，准妈妈随时都有分娩的可能。此时的准妈妈大多怀着忧虑、不安、期待的心情。复杂心情的交织、孕晚期不适的困扰，会造成孕妈妈新的烦恼。为了宝宝，此时的准妈妈更要积极应对。

睡眠质量差

睡眠质量的好坏与人们的身体健康与否有着密切的联系，尤其对于孕妈妈来说，睡眠不足不仅对自身有着不良影响，也会影响腹中胎宝宝的健康。孕晚期失眠往往不是无来由的，而且因人而异，如果孕晚期受到失眠困扰，应该要积极改善睡眠质量。

睡眠质量差的原因

- 睡姿不适。随着胎龄的增加，孕妈妈腹部逐渐隆起，睡眠时就难以找到一个合适的姿势。在孕7～9个月时，不少孕妈妈都有失眠的现象，这可能是因为胎儿的重量会压到孕妈妈的大静脉，阻止了血液从腿和脚流向心脏，使孕妈妈从睡梦中醒来。

- 体内缺钙。怀孕后母体会发生诸多变化，孕妈妈在孕期身体对钙的需要量比一般人多，因为肚子里的胎宝宝生长过程中也是需要足够的钙来完成骨骼发育，而胎宝宝需要的钙就来自孕妈妈。如果孕妈妈失眠多梦，这可能是在暗示着要补钙了。因为缺钙时容易引起神经兴奋性增加致使无法入睡。

- 激素变化。孕妈妈在精神及心理上都比较敏感，对于压力的耐受力会降低，通常这段时间的情绪不太稳定，常会有忧郁、失眠等症状的发生。一般认为，怀孕期心情的转变，主要是因雌激素和孕酮这两种激素变化所导致的。

- 饮食改变。均衡的饮食对人体健康十分重要，但有些孕妇在怀孕期口味有很大的变化，变得偏食，而且吃无定时，有时在睡前还要加“爱心餐”。然而身体未必适应这种改变，饮食上的偏好不能满足身体营养的需求，也会影响睡眠的质量。

● 尿频影响。怀孕妇女常有尿频的体验，许多人也习以为常。根据统计，怀孕初期可能有 50% 的孕妇有尿频的问题，但是到了妊娠后期，有将近 80% 的孕妇为尿频所困扰。而且不只是白天，连晚上也会起床跑厕所。

提高睡眠质量的方法

● 最好采取左侧卧位睡眠为主，时不时地更换睡姿。将枕头放在腹部下方或夹在两腿中间比较舒服，将摞起来的枕头或叠起来的被子、毛毯垫在背后也会减轻腹部的压力。

● 如果身体缺铁、缺钙，可以从孕 16 周开始，在医生指导下补充铁及钙剂。在吃钙片时，可以选择以碳酸钙为钙源的钙片，每天分 2 ～ 3 次口服，以选择可信赖的国际化大品牌钙剂为佳。同样 500 毫升牛奶，如果分成 2 ～ 3 次喝，补钙效果要优于 1 次全部喝掉。

● 可多吃些含钙丰富的食物，如奶和奶制品、动物肝脏、蛋类、豆类、坚果类、虾皮、芝麻酱、紫菜、海产品、山楂及一些绿色蔬菜。

● 建议孕妈妈在孕期看一些有关怀孕与分娩方面的书籍，在自己身体出现一些问题时，不要“捕风捉影”，相信产前检查，学会调控情绪。准爸爸、周遭亲人、朋友的体贴与关怀，对于稳定孕妇的心情也是很重要的。

● 当孕妈妈自我心理调适不管用的时候，应及时向医生咨询，让自己心理处于健康状态，快乐度过孕期。

● 必须尽量避免食用引起压力的食品，例如咖啡、茶、油炸食品等。尤其是食物中的饱和脂肪，会改变孕妈妈体内的激素分泌，造成很多身体不适的症状。最好在入睡前3个小时停止进食，而且要留心“助眠食品”不要太冷、太甜。

● 增加身体抵抗力，预防感冒、念珠菌阴道炎等疾病；缓解压力，减少身体免疫系统的过度负担，如孕妈妈自我调节、家人朋友的关心等；避免刺激性饮食引致发炎、过敏等。

产前阵痛

所谓产前阵痛就是胎儿分娩前，子宫收缩所产生的疼痛。当胎儿发育完成，子宫会不断收缩（孕期即将结束，子宫会开始收缩，让胎儿缓缓从子宫颈下降，子宫不断地收缩紧绷，由于子宫的收缩，胎儿会压迫产道，骨盆神经、骨骼被胎儿压迫引起产前阵痛。当胎儿下降到骨盆，压迫到耻骨，阵痛的部位会从上腹部转移到下腹部），推动胎儿经子宫口分娩出来。

在子宫颈开两指以后，子宫收缩的频率及强度会逐渐增加，也就是越来越密、越来越痛，3～5分钟收缩一次，每次持续30～40秒；在接近子宫口全开的时候，子宫收缩可密集到1～2分钟收缩一次，每次持续45～60秒。

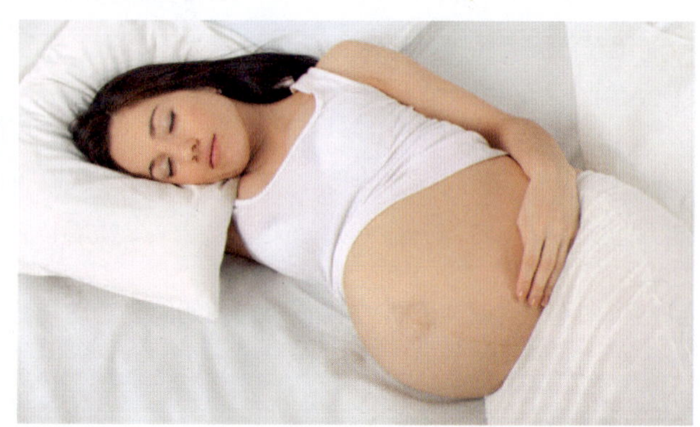

如何缓解产前阵痛 

● 泡脚。身体因为血液流通缓慢而变得冰凉，加剧了疼痛感。想办法使脚变暖，可以用温水泡脚或者穿上保暖的鞋子，促进血液流通，从而减轻疼痛。

● 补充能量。忍受身体疼痛的时候会消耗一些能量，可以利用阵痛的间歇补充能量，但是忌讳吃冷的或者油腻的事物，也不可过多地进食，可以吃些容易消化的食物或者是喝一些能补充能量的饮料。

● 改变姿势。稍微改变姿势即可意外地缓和难过的阵痛，最好采取舒服的姿势度过阵痛。从下面介绍的姿势中，选择自己感觉舒服的姿势，积极尝试。

侧卧放松

侧卧于垫子上，头下枕与一侧肩同高的枕头，双腿中间夹一个长形抱枕。上方的手臂下面用瑜伽砖垫高，下方手臂自然伸直向前。

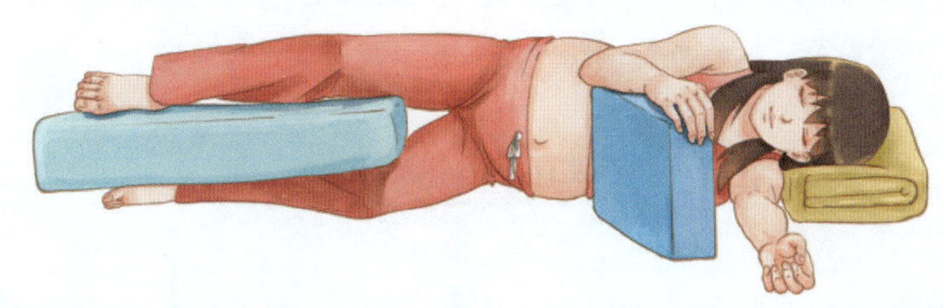

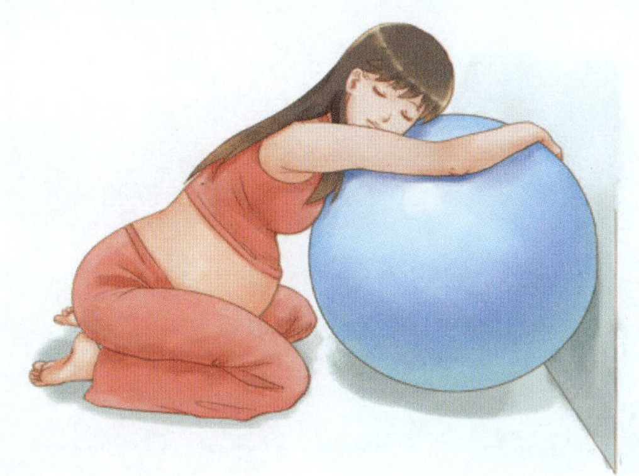

抱球放松

跪坐在垫子上，臀部向下放松，坐在脚跟上，双手环抱于球，将脸转向一侧，依次放松颈部、肩膀、背部、臀部和双腿，随呼吸左右摇摆身体。

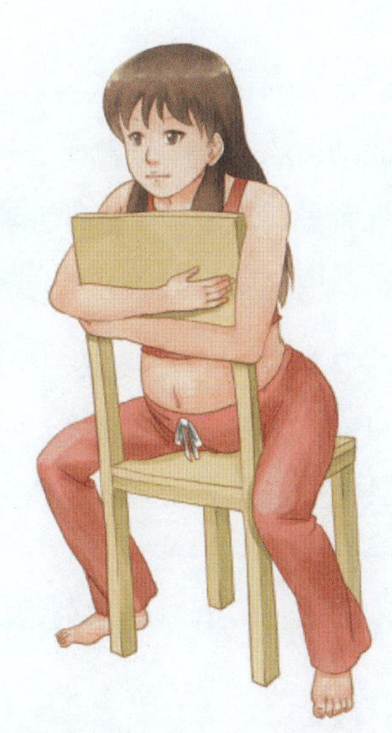

跨坐在椅子上

两脚张开、跨坐在椅子上，有利于产道扩张，同时能减轻腰部负担。将体重负荷在椅背，身体稍微前倾。

宫内窘迫

因子宫内急性或慢性缺氧危及胎儿健康和生命者，称为胎儿窘迫。胎儿宫内窘迫是一种综合症状，是当前剖宫产的主要适应证之一，分为急性宫内窘迫和慢性宫内窘迫。急性胎儿窘迫多发生在分娩期，常因为脐带脱垂、前置胎盘、胎盘早剥、产程延长或宫缩过强及不协调等引起。慢性胎儿窘迫多发生在妊娠晚期，多因妊娠期高血压、慢性肾炎、糖尿病、严重贫血、妊娠期肝内胆汁淤积症以及过期妊娠所致。

胎儿窘迫的影响

- 由于胎儿宫内缺氧，损伤大脑，很有可能导致胎儿出生以后智力低下、反应迟钝、呆傻，甚至成为终身残疾；严重者可造成流产、早产、胎死宫内。

- 胎儿在缺氧情况下，会引起迷走神经兴奋，使肠蠕动增加及肛门括约肌松弛而致胎粪排出，污染羊水。

- 胎儿窘迫是一种综合症状，是当前剖宫产的主要适应证之一，大多数胎儿窘迫会出现在产程中，也可发生在妊娠后期等。

预防胎儿窘迫

- 胎儿宫内窘迫可直接危及胎儿健康和生命。因此，产前定期检查非常重要，如胎动监测、胎心监测等，可及时发现母亲或胎儿的异常情况，如妊娠高血压、慢性肾炎、过期妊娠、胎盘老化、贫血、胎儿发育迟缓、前置胎盘、合并心脏病等，从而判断出对胎儿的危害程度，制订相应的治疗方案进行预防或治疗。

- 孕期应注意自我保健、增加营养、劳逸结合，避免不良生活习惯，预防胎盘早剥。自我感觉身体不适、胎动减少时应及时就医。对治疗无效的胎儿宫内窘迫，如已近足月未临产，宫外环境优于子宫内，应及早终止妊娠。

过期妊娠

妊娠达到或超过 42 周，称为过期妊娠。但出现过期妊娠的概率很小，许多人可能没听说过，自然不知道引起过期妊娠的原因有哪些，也不知道过期妊娠应该怎样预防。

过期妊娠的病因

- 正常妊娠足月分娩时，雌激素增高，孕激素降低。如雌激素不能明显增加，导致孕激素比例升高，抑制前列腺素及催产素的作用，从而引发过期妊娠。
- 部分过期妊娠胎儿较大，可导致头盆不称或胎位不正，胎儿先露部不能与子宫下段及宫颈密切接触，反射性子宫收缩减少，导致过期妊娠。
- 如果胎儿畸形，则会导致激素分泌不足，从而导致过期妊娠。而如果是无脑儿畸形的话，则会导致垂体缺失，并且雌激素分泌也会减少而导致过期妊娠。
- 家族女性中曾有该病病史，或准妈妈曾经就出现过这种情况，那么在怀孕时出现过期妊娠情况的概率会大大增加。此外，如类固醇硫酸脂酶缺乏症等隐性遗传病，也会导致过期妊娠。

预防过期妊娠

- 在备孕期，备孕女性应及时记录每次的月经周期，以便能推算出较准确的预产期。在停经后 2 个月，便应去医院检查，以后定期产前检查，尤其在孕 37 周以后每周至少做一次产前检查。
- 当超过预产期 1 周后，应立即求医，选择对母胎有利的分娩方式，有计划地适时终止妊娠可减少过期妊娠的发生率。
- 准确诊断过期妊娠。产科医生应在仔细核对预产期，结合 B 超羊水监测、胎心监测等基础上，对所有达 41 周妊娠的产妇应尽早采取引产措施，及时终止妊娠，以减少过期生产和胎儿过熟所致的围产儿患病率和死亡率。

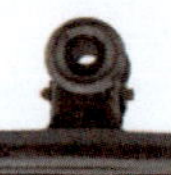

二、私人医生知心话：减轻痛苦好生产

在自然分娩过程中，由于子宫阵阵收缩，会有腹痛而且相当剧烈，由此带来肉体上的痛苦和精神上的紧张，会让很多准妈妈望而却步。虽然分娩的疼痛无人能替，但准妈妈们可以运用科学的方法减轻痛苦。

减轻分娩痛苦的分娩方式

除了特殊情况下不得不选择剖宫产外，医生还是会建议孕妇采用顺产的方式生产。大家都知道顺产分娩会伴随疼痛，准妈妈们都会想尽办法去减轻这种疼痛。下面介绍几种顺产分娩的模式，供准妈妈们参考。

水中分娩

对于很多产妇来说，水中分娩是最简单的能够让产妇感到很放松的分娩方式。在水中，由于浮力的作用，可以有效地帮助肌肉放松，并支撑产妇的肌肉和骨骼，缓解痛苦。

水中分娩时，产妇躺在特殊的浴缸中，这种浴缸对消毒和恒温设施的要求相当高。分娩时，水温和环境温度有严格的限制。水必须经过消毒。整个分娩过程中，需要换几次水。

但不是每个产妇都适合水中分娩，有心脏病、产前出现胎膜早破、有难产倾向等的产妇不能在水中分娩。

坐式分娩

坐式分娩其实是一种很古老、很自然的生产方法。早在18世纪以前，女性就采用过坐式分娩。传统的仰卧体位往往使产妇骶尾关节难以扩张，导致骨盆出口狭窄，子宫压迫盆腔大动脉及大静脉，造成胎盘血流减少而影响胎儿。

坐式分娩可以增大骨盆的出口间径，减少骨盆的倾斜度，使胎儿对宫缩的压力增加，有利于顺利分娩、缩短产程，还可以改善胎盘血流供给，减少胎儿宫内窘迫率和新生儿窒息率。此外，产妇在分娩时感觉舒适，可以环视周围一切，减少紧张、恐惧与不安的情绪。

导乐分娩

导乐分娩是指一个有生育经验的妇女在产前、产时和产后给产妇持续的生理上的支持和帮助，精神上的安慰鼓励，使其顺利分娩的过程。

因为“导乐”都是由产科的医生担任，有多年的接生经验，专业的医学知识，所以在整个陪伴过程中最重要的就是能及时发现并处理产妇的各种情况。和家人陪伴比起来，“导乐”的陪伴就更专业，能更大程度地保障母婴安全。

“导乐”专业的指导可以使整个产程缩短，使母婴更加健康。

气囊助产术

这项技术具有“仿生性”，符合自然分娩生理规律。正常分娩主要靠子宫收缩力及腹肌力量，克服宫颈口、阴道及盆底肌层组织的阻力，使软产道达到胎头大小，保证胎儿顺利通过产道。

应用气囊助产术后，产程平均仅需5～6小时，完全可以改变产科医生无法计划及预测分娩时间的被动状态，直接提高了医疗安全系数，缩短了产程时间，减少了产妇体力消耗，故产妇产后精力充沛，体力恢复快。

呼吸镇痛

不同的呼吸法可以在分娩的不同时间里帮助产妇放松、保存体力、控制身体、抑制疼痛，而且还有助于增强产妇的信心。基本的呼吸技巧有3种，深呼吸、浅呼吸和浅表呼吸。深呼吸是指吸气时，肺的最下部充满了空气，肋廓下部向外和向上扩张，随之而来的是缓慢而深沉地将气呼出。浅呼吸是指使肺的上部充气，这样胸部的上部和肩胛将会上升和扩大。浅表呼吸是阵痛频繁的时候，最容易和最有效的缓解方式，但只适用于宫颈全开之前，呼吸的同时不要憋气增加腹压。可以将这种呼吸方式设想为“喘气、呼气、吹气”，类似于犬类的喘气状。

呼吸法不用药物和其他设备的介入，是最自然的分娩镇痛方法，便于操作。但很多产妇在阵痛开始后，会因为疼痛而失去控制，无法实施。

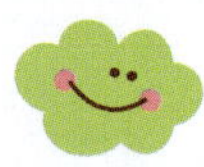

麻醉方式的选择

无论是自然分娩还是剖宫产，都躲不开疼痛这一关，而有疼痛自然就有应对之法——麻醉。了解一些分娩麻醉的基本知识对准妈妈们来说很有必要。但是，所有的药物都有风险，用麻醉药之前，要认真跟医生交谈，听取医生的建议。

剖宫产

以椎管内麻醉为主。椎管内麻醉是目前被认为有效且危险性比较低的麻醉方式。产妇在麻醉后意识清楚，也能自行呼吸，只是下半身完全失去感觉与运动的能力。麻醉时在脊柱腰椎间盘部位穿刺，将药物注入蛛网膜下腔或硬膜外腔。由于麻醉药物作用在产妇的脊髓某段或区域神经根，并不进入母体的血液循环，因此可以起到良好的止痛效果。而且产妇意识清醒，能在第一时间听到宝宝的哭声。

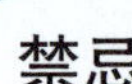

禁忌

如果产妇有凝血方面的问题，或有心力衰竭、脑部病变、脊柱畸形、穿刺部位有感染灶等情况，不宜做椎管内麻醉。

无痛分娩

使用椎管内麻醉。正规的无痛分娩，只有椎管内麻醉一种，其形式与剖宫产的麻醉相类似，只是给药方案、方式及剂量的区别，一般会选用对宫缩、产力没有太大影响的药物，安全性较高。而且无痛分娩时，蛛网膜下腔注药量很少，这样既能达到止痛的效果，又不影响产妇分娩时用力。

无痛分娩要达到最好的效果，介入的时机非常关键，一般是在宫口打开 2～3 厘米的时候介入效果最佳。如果错过了这个时机，时间越久无痛分娩的效用就越小。因此，如果想采取无痛分娩，最好在生产前先与医生沟通，还要先检查是否能接受椎管内麻醉。

全身麻醉在特殊情况下使用

全身麻醉是将麻醉药物从静脉注射入体内，其作用是全身。简单地说来，产妇麻醉后如睡着一样无知觉。由于麻醉药物进入了血液循环中，因此有可能对胎儿产生影响，这些影响主要是来自呼吸循环方面。但随着技术的提高，全身麻醉风险也在不断缩小。目前，全身麻醉在特殊情况下才会使用，如当产妇无法配合生产，不宜施行半身麻醉；或者一些妇科急症，如产后大出血等。

科普知识小讲堂：自然分娩对母婴大有好处

自然分娩是人类繁衍过程中的一个正常生理过程，也是人类的一种本能行为。这一过程并非只有痛苦，而是具有良好的优生作用。产妇和婴儿都具有潜力主动参与并完成分娩过程。从受精卵开始，胎儿在母体内经历40周的生长发育逐渐成熟，而孕妇的身体结构也逐渐地发生一系列的生理变化，变得更有利于分娩。

分娩的阵痛是女性所承受的最大痛苦。自古到今，健康女性都勇敢地承受着、完成着繁衍生命的重任，能在身体条件允许的状况下自然分娩，也会让准妈妈们在阵痛中真真切切地体会到做母亲的伟大之处。

自然分娩时，孩子从羊水的环境来到空气中的环境，有了一个过渡。从产道的子宫收缩、产道的挤压来到人世间，即正常的阴道分娩的过程可以比喻成一个脑成熟的初级锻炼过程。胎儿在宫内感受到正常的产道挤压以后，通过触觉传输到他的神经中枢，来到人世间之后，他通过感官接收到外面的各种刺激，反射到大脑之后再进行平衡和协调。

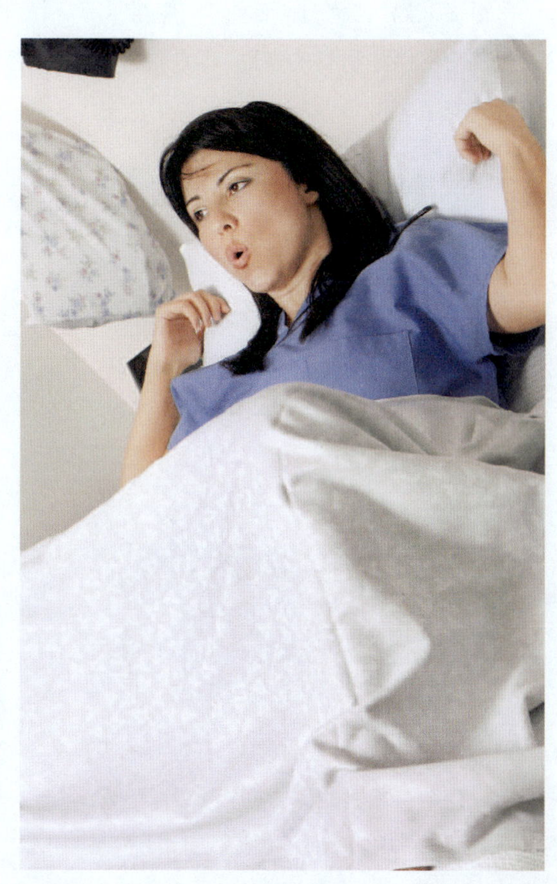

此外，分娩的过程中子宫有规律地收缩能使胎儿肺脏得到锻炼，肺泡扩张促进胎儿肺成熟，出生后很少发生新生儿肺透明膜病。同时有规律的子宫收缩及经过产道时的挤压作用，可将胎儿呼吸道内的羊水和黏液排挤出来，新生儿发生吸入性肺炎的可能性大大减少。

自然分娩既是一种正常的生理现象，对母体造成的创伤也小，产后恢复时间也较短，只要产妇产后坚持正确的饮食调养，进行适当的锻炼，就不会变成一个“大腹便便”的女人，可以恢复到产前的体形。

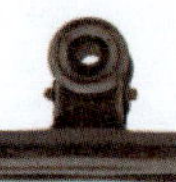

二、暖心爸爸这样做

来到怀孕的最后时刻，准爸爸一定要好好表现，做妻子生产时强大的精神支柱的同时，做一些力所能及的事情帮助准妈妈生产。当然，凡事想在妻子的前面，提前准备准妈妈坐月子的相关事宜，为妻子减轻负担，也是暖心爸爸应该做的。

守护妻子，专业陪产

很多准妈妈会在分娩时脾气变得暴躁、精神失控或精神消极，不利于分娩，而有了准爸爸的陪伴和耐心的鼓励，可以使准妈妈情绪稳定。当然，此时的准爸爸能做的事情还有很多。

搀扶准妈妈运动

在阵痛不强烈，羊水未破的时候，准爸爸可以搀扶准妈妈下床走动，不仅可以缓和准妈妈的紧张情绪，还有助于子宫口的打开。

提醒准妈妈调整呼吸

分娩呼吸法有利于准妈妈更顺利地分娩，就像之前陪准妈妈一起练习时一样，配合助产士，引导准妈妈正确呼吸，以帮助准妈妈更轻松、快速地娩出宝宝。

为准妈妈提供食物和水分

这个阶段准妈妈需要耗费很长的时间，而且准妈妈的阵痛还没有达到高峰，准爸爸最好准备一些食物给准妈妈补充能量，让她有足够的体力迎接分娩。

分娩时，准妈妈还需要及时补充水分，为了不打断生产过程，准爸爸可用棉花棒蘸上温开水，擦拭准妈妈的双唇。

帮准妈妈按摩减轻阵痛

阵痛期间，准爸爸可以对准妈妈身体进行按摩使其身体逐渐放松。如果疼痛较重，准爸爸可以将按摩改为抚触。

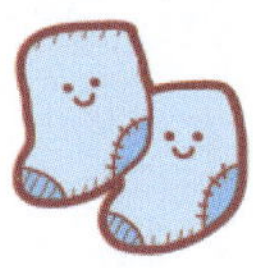

安排好坐月子的方式

准妈妈经历了十月怀胎和分娩的紧张和辛劳，马上要迎来让自己休养生息的缓冲阶段。此前，准爸爸一定要协助准妈妈根据自己的喜好和经济实力来选择坐月子的方式，让妻子平安度过产后最重要的第一个月。

由家人照顾

让妈妈或婆婆来照顾产妇坐月子是中国最传统的坐月子方式。因为同为一家人，所以很容易沟通。而且产妇有妈妈或婆婆的照顾，容易保持相对轻松的情绪。

家人的协助和照顾，能让产妇得以好好休息、复原。家中有坐月子的产妇时，要限制访客的人数和时间，可以婉言表示产妇在休息，由家人代为接待即可，不要让产妇疲于应对，反而没能获得充分休养。

不过有些老人的思想非常传统，总认为坐月子有很多禁忌，因此伺候月子的方法不太科学，往往会在两代人之间造成矛盾和摩擦，一个月下来，婆媳关系会非常紧张。

另外，如果老人的身体不太好，也不适合做照顾月子产妇这种劳动强度较大的工作。

请月嫂照顾

相比于家中老人的照顾，月嫂的服务更专业。许多月嫂公司对持证上岗的月嫂都有专业培训，包括如何熬制营养平衡的月子汤、如何进行乳房按摩、如何为新生儿洗澡并替其做抚触操，甚至对如何与有产后抑郁倾向的产妇进行沟通，月嫂都有专业知识，这些切实有效的帮助，对产妇的身体恢复和婴儿的健康成长都十分有利。

但是专业月嫂带来的另一个问题是，月嫂的大包大揽使得一些惰性十足的小夫妻对育儿来个“大撒把”，不过问、不领会、不介入，听凭月嫂一个人忙碌，一旦月嫂离开，小夫妻马上窘态毕露，手忙脚乱，孩子就日夜哭闹，连生病的概率也比其他孩子高得多。

做贴心厨师

孕10月饮食要点

- 饮食要少而精。进食过多，会使胃肠道充盈过度或胀气，不利于顺利分娩。
- 忌滑利食物。孕晚期的准妈妈不宜食用薏苡仁、马齿苋等滑利食物，以免造成子宫肌肉兴奋，引发频繁宫缩，造成早产。
- 不宜食用黄芪炖母鸡。黄芪炖母鸡有益气、升提、固摄的作用，干扰了妊娠晚期胎儿正常下降的生理规律，影响胎儿的产出。
- 不能乱进食补品。准妈妈在分娩之前，一定注意不要滥用滋补品。如果要服用滋补品，建议服用之前咨询医生是否适合产妇。

本月所需的主要营养素和推荐食材列表

营养素	推荐原因	推荐食材	配图
维生素 B_1	充足的维生素 B_1 可以避免产程的延长，降低分娩难度	小米、小麦粉、西红柿、大豆、花生、里脊肉、鸡肝、鸡蛋、海鱼、橘子、香蕉、葡萄等	
维生素 B_{12}	维生素 B_{12} 可以促进红细胞的发育和成熟，使机体造血功能处于正常状态，预防恶性贫血；可以促进糖类、脂肪和蛋白质的代谢	牛奶、胡萝卜、柿子、土豆、核桃、动物肝脏、鸡肉、牛肉、猪肉、鸡蛋、香蕉、豆豉、鱼、贝类等	
铁	在生产的过程中会出现血液流失，顺产的准妈妈出血量是350～500毫升，剖宫产的准妈妈出血量在750～1000毫升，因此，孕10月补铁更不容忽视	动物血、动物肝脏、蛋黄、海带、紫菜、木耳、芝麻等	

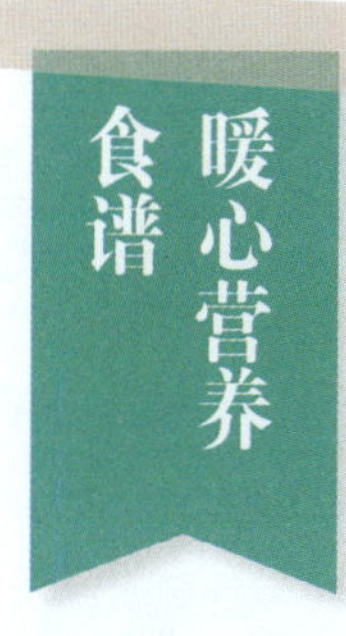

板栗蒸鸡

原料：鸡肉块 130 克，板栗肉 80 克，葱段 8 克，姜片 4 克，葱花 3 克。

调料：盐 2 克，白糖 3 克，老抽（酱油）2 毫升，生抽 6 毫升，料酒 8 毫升。

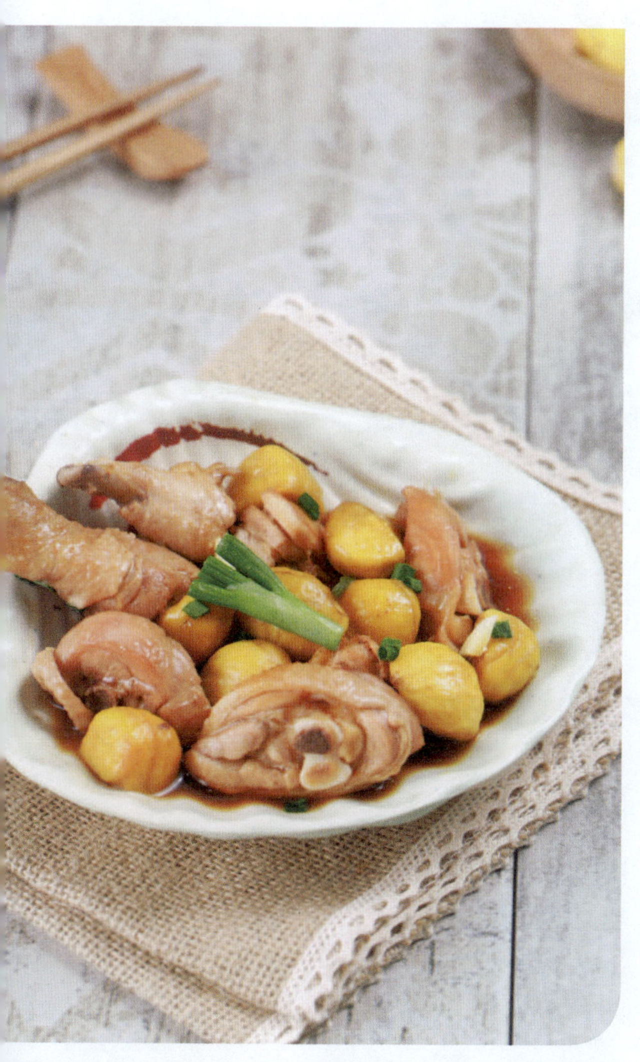

做法：

1. 将洗净的板栗肉对半切开。
2. 把鸡肉装碗中，倒入料酒、生抽、姜片、葱段、盐、老抽。
3. 拌匀，再撒上白糖，拌匀，至糖融化，再腌渍 15 分钟。
4. 加入板栗，搅拌一会儿，使食材混合均匀。
5. 再转到蒸盘中，摆好形状。
6. 备好电蒸锅，烧开水后放入蒸盘。
7. 盖上盖，蒸约 30 分钟，至食材熟透。
8. 断电后揭盖，取出蒸盘，趁热撒上葱花即可。

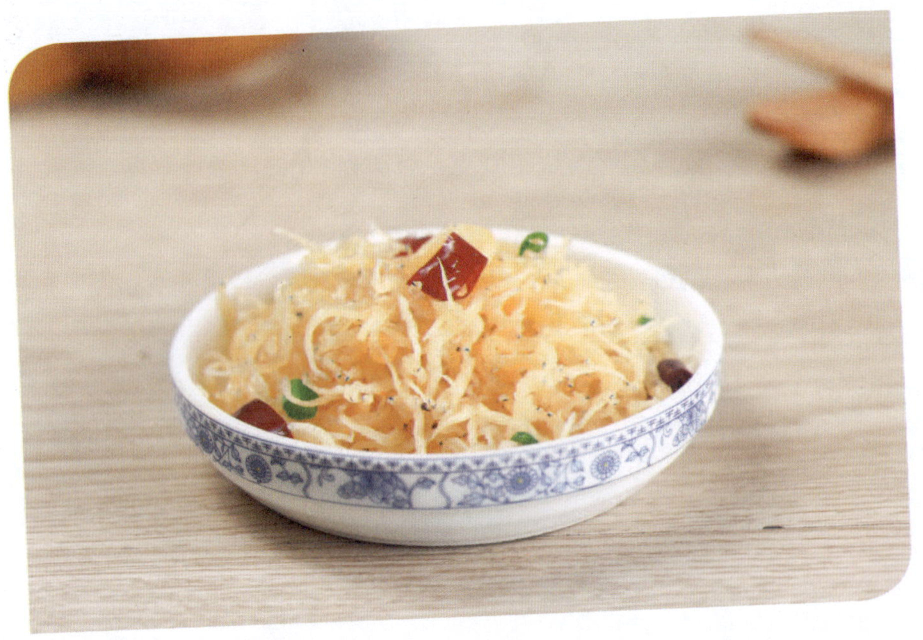

酥炸银鱼

原料： 银鱼干130克，干辣椒段30克，葱花30克，姜末、蒜末各少许。

调料： 盐、鸡粉各1克，孜然粉2克，食用油适量。

做法：

1. 锅中注入足量的油，烧至六成热，倒入银鱼干。
2. 油炸约1分钟至金黄色。
3. 捞出炸好的银鱼，沥干油分，装盘待用。
4. 洗净的锅中注入少许油烧热，倒入姜末、蒜末，爆香。
5. 放入干辣椒，炒香，加入盐、鸡粉、孜然粉，倒入炸好的银鱼，放入葱花，翻炒调味。
6. 关火后盛出装盘即可。